毛巾結
速解痠痛

壓在痛點5~10秒就OK
舒緩糾結深層肌！

Tadashi Nakatsuji
中辻正 著／蘇暐婷 譯

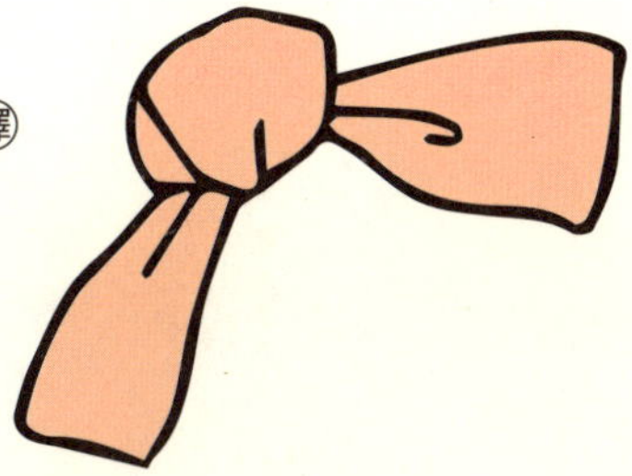

「痠痛、僵硬」一定可以治好！

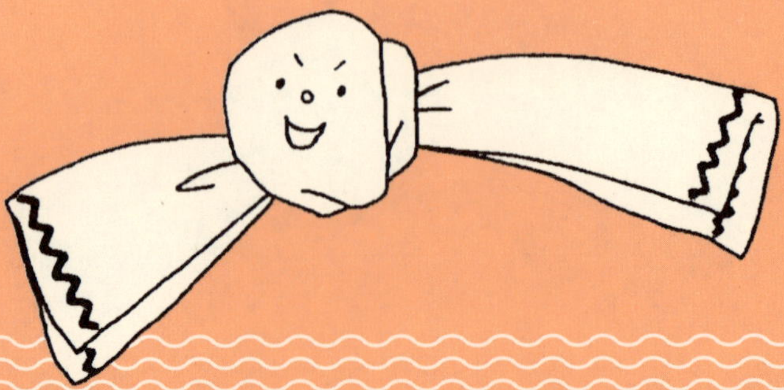

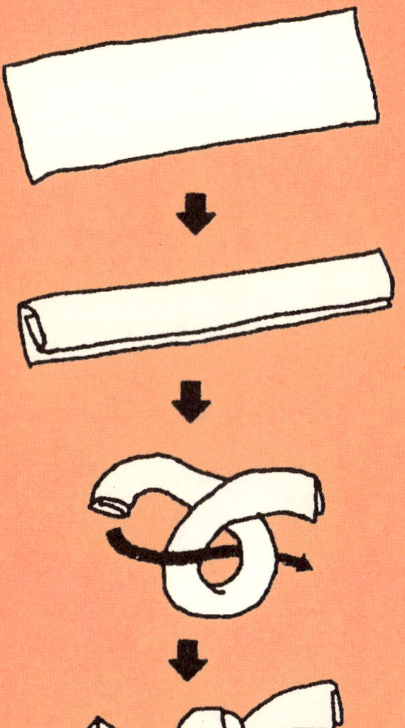

只要把「毛巾」打結

按壓痠痛的部位，
惱人的「痠痛、僵硬」
就會消失不見囉！

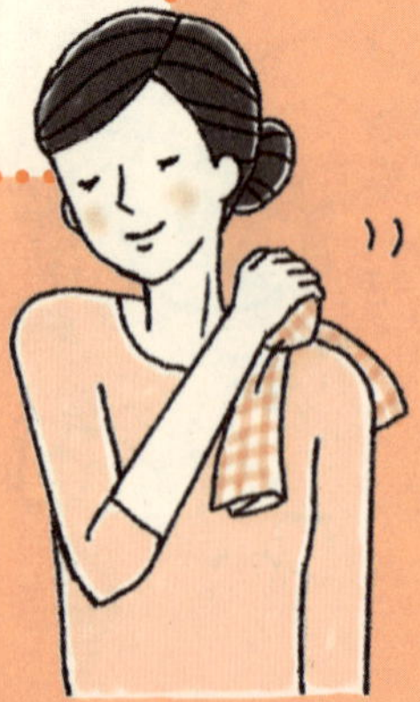

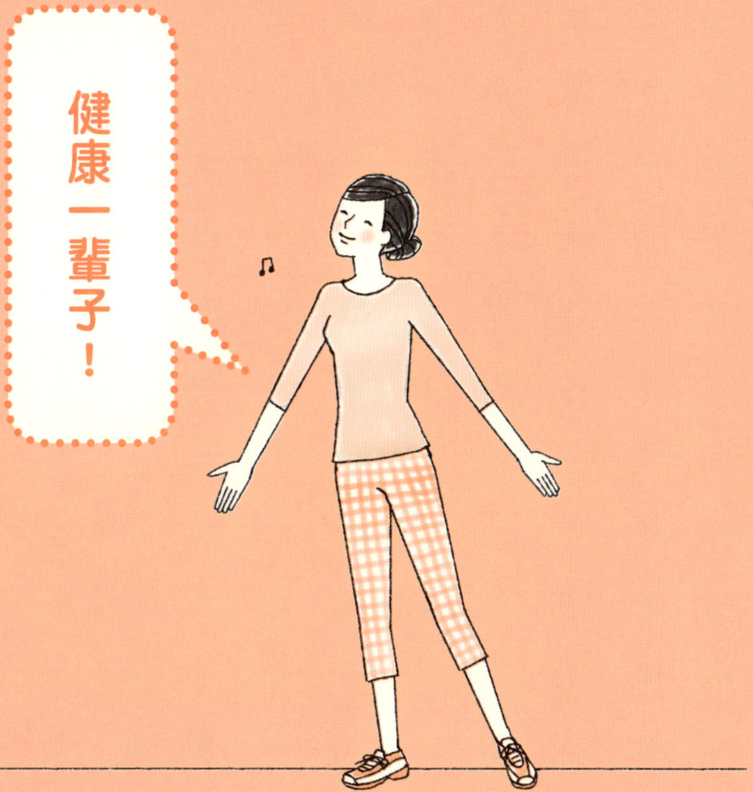

Out!

- ☒ 肩膀痠痛
- ☒ 頸部痠痛
- ☒ 五十肩
- ☒ 腰痛
- ☒ 坐骨神經痛
- ☒ 膝蓋痠痛
- ☒ 雙腿浮腫
- ☒ 臉部浮腫
- ☒ 生理痛
- ☒ 便秘
- ☒ 關節疼痛
- ☒ 高血壓
- ☒ 動脈硬化
- ☒ 漏尿

〔前言〕

速解痠痛不復發，一萬人的親身體驗
有效舒緩深層肌的「毛巾結壓迫法」

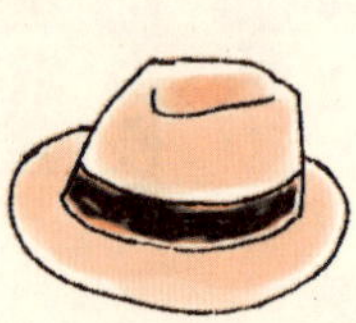

相信拿著這本書的各位，不少人都曾經長年與肩膀、脖子、腰、背部等「痠痛」苦戰。

「我已經肩膀痠痛幾十年了。」「一年比一年更痠痛……」「我請人幫忙按摩，可是過幾天又會開始痠痛，沒辦法根治。」「身體既僵硬又痛，不知道該怎麼辦。」

來我這裡的許多人都這麼抱怨。

他們幾乎都已心灰意冷，說服自己「這也沒辦法啊！」「一旦變成慢性就治不好了對吧？」「我天生就是這種體質。」

面對這樣的病人，我會鄭重地告訴他們：「**痠痛一定可以治好。**」**即便痠痛會因體質而異，也絕對不會治不好，千萬不能放棄。**

我設計的壓迫法，能從內一點一滴地舒緩慢性痠痛，即使是身體僵硬、動作不靈活的人，也能輕鬆進行，而且方法非常簡單。

讓肌肉放鬆，體質也會跟著改善！

這種「壓迫法」是我在十年前設計出來的。

當年我開設整骨醫院時，最初把重點放在時下最流行的「骨盆歪斜」與「骨骼錯位」的矯正療程上。

但是持續了一陣子之後，我發覺效果「差強人意」。

即便整骨後姿勢正確了，身體的疼痛消失了，患者心滿意足地回家了，但過沒幾天就又會「復發」。然後患者再度開始疼痛，等到下次來找我時，又會像以前一樣地抱怨這兒痠、那兒痛，而病患的骨盆與骨骼也已再次歪斜，回到與療程前相同的位置。

這樣下去，即便療程過後症狀減緩，患者的身體也無法從根本治癒，只能不斷地反覆「進一步、退一步」。

「**這樣病患的症狀根本無法改善，有沒有能夠不復發、效果持久，又能讓患者的身體逐漸好轉的辦法呢？**」我這麼想著。

之後，我開始了一連串的摸索，嘗試各式各樣的療法，但是四處碰壁。有段時間，我假設「療程結束後運動，或許能讓效果提升」，於是開設了運動中心，讓治療結束的患者前往鍛鍊身體，檢驗效果。

實施了一段時日之後，我開始注意到：「**疼痛的原因或許不在骨盆或骨架歪斜，而是『肌肉』**。」

但是，肌肉很難透過X光片來檢查是否產生異狀或變化。無法讓患者實際看照片，就不能說明「這裡的肌肉不太健康，只要把它治好就不會痛了」，也無法拿出證據解釋「這裡的肌肉已經恢復健康了，相信症狀也已經改善了」。於是，我開始陷入苦思。

就在我把「骨盆歪斜」與「骨骼錯位」的矯正療程，**改成「舒緩肌肉**

僵硬」的療程後一個月，我發現患者們的症狀不約而同地減輕了。

我實際詢問了患者的身體狀況，結果——「和以前比起來，腰痛的時間縮短了。」「肩膀痠痛的症狀整體來說減輕了不少。」

他們這樣告訴我，**這代表舒緩肌肉的僵硬，正逐漸從根本改善以往難以治療的不適**。

而在拜訪某間大學從事肌肉研究的教授之後，我心中的疑慮轉為肯定。**跟隨教授進修的那段時間，使我從學術方面瞭解到「身體痠痛的原因在於肌肉。身體一旦痠痛，就代表深層肌肉已經僵硬」**。

這使我信心大增，決定找出改善肌肉痠痛的方法。就這樣，我設計了最適合舒緩深層肌肉，而非淺層肌肉的「壓迫法」。

幾乎同一時期，我開設了現在的養生會館。由於絕大多數的養生會館都只能按摩淺層肌肉，因此要說只有我這裡能以「壓迫法」專門按摩深層肌肉，其實一點也不為過。

自此之後，包括運動選手、藝人、模特兒在內，將近有一萬人找我進行了「壓迫法」療程，而他們也紛紛帶給我好消息，像是**肩頸一帶長期的疼痛減輕了，慢性腰痛改善了，血壓下降了，膽固醇恢復正常值了，關節不痛了，皮膚變漂亮了，便秘消除了，姿勢變好了，變得神清氣爽了**等等。

只要「一條毛巾」，就能預防所有症狀

就這樣，我設計出「壓迫法」，並希望讓更多人知道「解除肌肉痠痛可以治療任何症狀」，於是我接著思考「怎樣才能一個人輕鬆地進行壓迫法」。

我想找出一個能讓患者自行觸碰深層肌肉僵硬處的辦法，讓病人親身體驗身體不適被改善，健康狀況好轉的感覺。因為我能親自治療的人數太過有限。

想舒緩「僵硬的深層肌肉」，必須「溫柔地接觸表面，按壓其內的僵硬處」，若用高爾夫球這類表面堅硬的東西來按壓，反而會使肌肉表層緊

張、僵硬，變得像道牆壁一樣，阻擋按摩的力道，使之無法到達藏於內部的深層肌肉僵硬處。

為了找出「身邊有無適合舒緩僵硬、痠痛的東西」，我不斷地嘗試、摸索，最後終於發現**「毛巾」是最適合的工具**。

將毛巾「打結」，即可製造出「外軟內硬」的結構。由於**毛巾表面很柔軟，碰觸到身體表面時，不會讓肌肉緊張而變成一道封鎖牆，打結的部分就能往下按摩到深層肌肉**。

於是，潛藏於深層肌肉內的「僵硬、痠痛」，就會被瓦解開來。就這樣，我找到了「毛巾結壓迫法」。

這個「毛巾結壓迫法」，有三大優點。

第一，可以透過毛巾按摩平常手碰不到的背部和腰部，可獨自進行。

第二，能自行控制按壓力道，至於強度的拿捏，則維持在「痛但舒服」的程度即可。當患者一邊按壓一邊感受肌肉的變化，發覺「力道似乎有點弱」時，就可以增加身體的重量，自行調整強度。

當肌肉逐漸鬆開、變軟時，疼痛就會消失，讓我們覺得「很舒服」，這時就可以停止了。以一面感受自身肌肉的變化來決定停止的時機，不但能防止過度按壓，也不會覺得按摩不足。

第三，可以一邊躺著一邊進行，就算是對體能沒自信的人也不必擔心。若躺著做很困難，也可以坐著做，從頭到尾都沒有激烈動作。

這種「毛巾結壓迫法」不挑時間和地點，可以在睡前和早起時做，也可以白天在客廳或辦公室裡坐著做，或者開車疲勞時稍微停車按摩一下。隨時隨地，只要想休息時都可以輕鬆進行。而且每個家庭裡一定都有毛巾，不必再花錢。

「光是一條毛巾，真的能發揮這麼神奇的效果嗎？」若你這樣想，請務必試試看，效果一定會令你大吃一驚！

中辻 正

「將毛巾打結、按壓！」所引發的奇蹟

前陣子我看了三年前的駕照照片，不禁嚇了一跳，因為那看起來比現在的我還老。如今，我的外表比三年前年輕，而且不容易疲倦，就像回春一樣，這是我當初意想不到的驚喜。

（五十多歲的女性）

我每天睡前都用毛巾按摩，大約過了十天左右，突然發現手臂變輕盈了，「肩膀好像不痛了？」而且背痛也舒緩了，不再緊繃。

（六十多歲的女性）

身體不再痠痛後，我的體型改變了，多了「挑衣服」的樂趣，真的好開心，之前在路上還被男人搭訕呢。

（四十多歲的女性）

一開始我覺得沒什麼效果，可是過了七天左右，發覺自己不再把爬家裡樓梯到二樓當成苦差事，連我自己都嚇了一跳。不知不覺中，我的膝蓋痠痛就被治好了。

（五十多歲的男性）

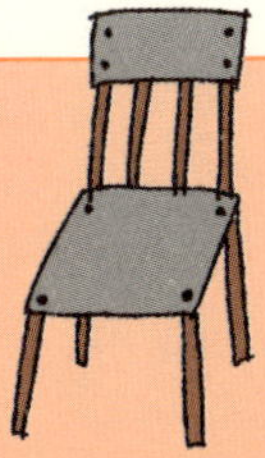

〔前言〕

第1章

第2章

目錄

第3章

消除肌肉僵硬，儲備滿滿的健康活力！

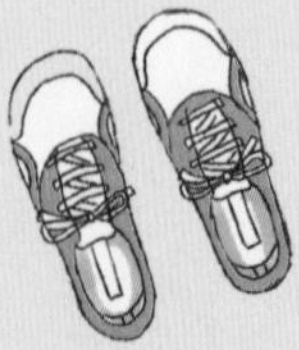

第4章

破除痠痛迷思，重新認識你的身體！

第5章 實踐不痠痛的生活，讓自己煥然一新！

第1章

痠痛的成因，
就隱藏在深層肌肉中！

肌肉在負重的情況下，
比起縮短肌肉長度的淺層肌肉收縮，
伸展或長度不變的深層肌肉收縮更容易受傷，
而這就是「痠痛」的元兇。

肌肉過度收縮，就會變得僵硬

首先我想談談「到底什麼是僵硬、痠痛？」

雖然內容有些複雜，但若能學會「消除痠痛」的原理，實施壓迫法時將更有效果，因此請務必跟著我一起看看。

但若你想趕快解除痠痛，也可以直接跳到第37頁。

肌肉會反覆收縮、放鬆。

例如，當我們握住一邊的拳頭，讓手臂用力時，會發生什麼事呢？

我們會發現手臂摸起來變硬了，從手背到手臂的肌肉蜷縮成一團。

這就是肌肉「收縮」的狀態。

接著，我們把拳頭放鬆，會發現肌肉鬆弛了，變得又細又平，**這就是「放鬆」的狀態**。我們做任何動作時，肌肉都會反覆收縮、放鬆。

可是，**肌肉也會因為過度收縮而無法放鬆，這就是所謂的「肌肉僵硬」**。需要注意的是，肌肉內又大又硬的部分是可以被按摩的。

肌肉正常的情況

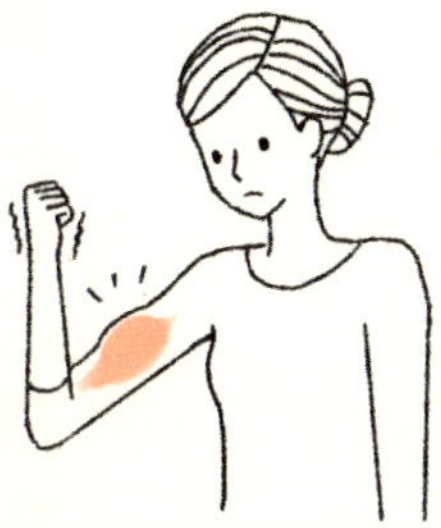

肌肉「收縮」時

用力後肌肉會暫時收縮、膨脹。

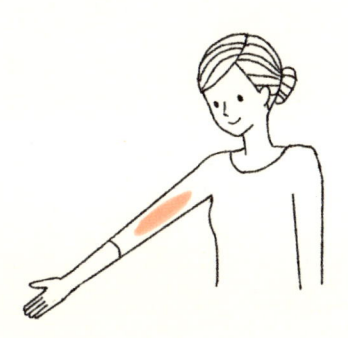

肌肉「放鬆」時

放鬆後就會恢復原狀。

●●●●

到底是哪部分的肌肉在痠痛？

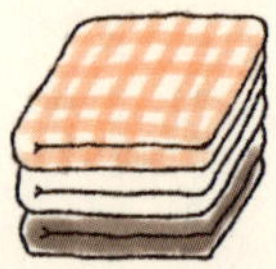

你知道是哪部分的肌肉在痠痛嗎？

「僵硬、痠痛」特別容易發生在深層肌肉。

肌肉分為「深層肌肉」與「淺層肌肉」，不過至今仍沒有明確的定義可區分。對此，我用以下的說明來定義深層肌肉。

「主要位於體內深層，負責固定關節，會自動反覆收縮、放鬆，以支撐正在活動的肌肉。」

深層肌肉一般又稱為「inner muscle」，**它位於體內靠近骨頭處，而非身體表面**。

其運動方式與淺層肌肉相同，都會反覆收縮、放鬆，但運動的目的卻不太一樣。

深層肌肉疲勞是導致痠痛的元兇

淺層肌肉主要是透過收縮時縮短肌肉長度以發揮力量，驅使關節活動。相反的，**多數深層肌肉在收縮時並不會改變肌肉長度，甚至還會伸展以產生力量**。

例如，請想像一下提重物時的情境。一開始手臂會用力，膝蓋彎曲，將重物往上提，但到了一半就會不堪重量的負荷，膝蓋逐漸伸直，手臂往下放。可是為了不讓東西掉下去，我們還是會努力撐住重物。**此時的狀態稱為「伸張性收縮」**，也就是收縮時不改變肌肉長度，或者一面伸展一面收縮。

根據某實驗數據顯示，肌肉在負重的情況下，比起縮短肌肉長度的收縮，肌肉伸展或長度不變的收縮更容易受傷，而這就是「痠痛」的元兇。

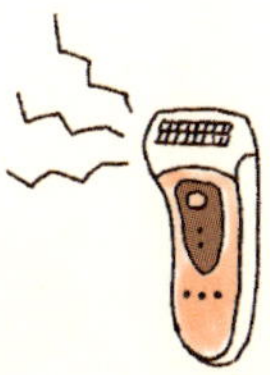

「深層肌肉」與「伸張性收縮」

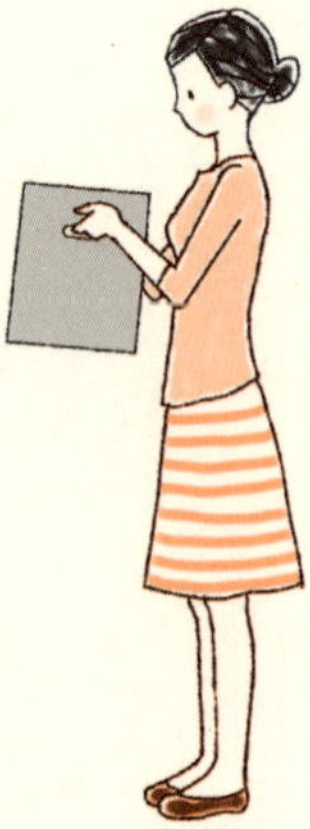

拿著重物時

手臂用力，
膝蓋彎曲，
重物提在胸前。

★肌肉發揮力量時並未改變長度。

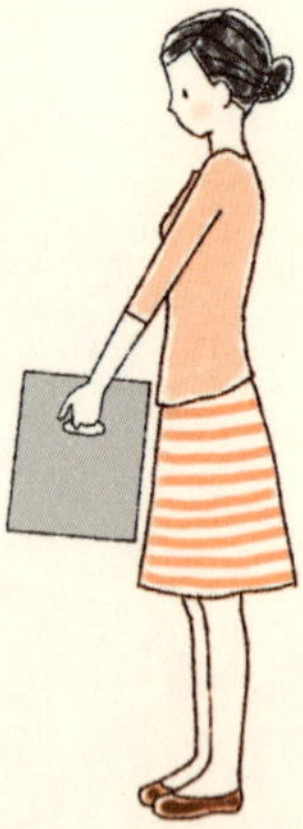

慢慢把重物往下放時

放到一半時膝蓋逐漸打直，
手臂往下。

★肌肉一邊伸展一邊發揮力量。

伸張性收縮 ＝ 收縮時不改變肌肉的長度，
或是一面伸展一面收縮。

深層肌肉與淺層肌肉不同，它負責固定關節，支撐淺層肌肉，習慣一面伸展、一面收縮，因此很容易受傷，導致深層肌肉僵硬、痠痛。

如果把肌肉比喻為火箭，就很容易理解了。

從火箭發射前到發射的這段時間，發射台必須做各式各樣的準備以支撐住火箭，同樣的，當我們要拿起一個杯子時，除了主要肌肉在活動以外，深層肌肉也正為了拿起杯子而不斷工作。

正因為深層肌肉維持住關節，並且支撐住淺層肌肉，杯子才能夠持續被舉起。而當目的動作完成後，主要肌肉便能休息放鬆，但深層肌肉卻為了能隨時做出下個動作而持續工作，因此容易累積疲勞，導致僵硬、痠痛。

由於深層肌肉大多被包覆在淺層肌肉下面，即便按摩也很難碰觸到，導致此處的痠痛無法趨緩，一直被保留下來。

當你在按摩時，是否曾希望「再深一點，裡面的部位比較痠痛……」呢？其實這就是「深層肌肉」僵硬的徵兆。

觀念小筆記

* 肌肉分為淺層肌肉與深層肌肉（inner muscle）。
* 肌肉會反覆「收縮」、「放鬆」。
* 淺層肌肉會透過縮短肌肉長度來收縮，藉此產生力量。
* 深層肌肉在收縮、出力時大多不會改變肌肉長度，有時還會伸展。
* 當肌肉在維持一定的長度或伸展的情況下收縮，便很容易受傷，這就是「僵硬、痠痛」的元兇。

第2章

只要一條毛巾，就能速解痠痛宿疾！

毛巾表面很柔軟，打的結又結實，
能在不引起淺層肌肉緊張的情況下，
使壓力傳達到深層肌肉。

利用「毛巾結壓迫法」，從根本擊退痠痛

前面已經稍微談過了，在肌肉層裡，分為接近皮膚表面的「淺層肌肉」，以及位於身體深處的「深層肌肉」。「深層肌肉」又稱作「inner muscle」，最近大家常聽到的皮拉提斯，其實就是鍛鍊深層肌肉的運動。

肌肉的僵硬與疼痛，幾乎都是因「深層肌肉」受傷所引起。

可是，即便我們想刺激容易痠痛的「深層肌肉」，一般的伸展操卻幾乎做不到，因為那只能刺激到「淺層肌肉」。

伸展操對於放鬆肌肉非常有效，可是由於深層肌肉埋藏在體內很深的部位，而且絕大多數的肌肉纖維都像鳥的羽毛一樣，短而密集地交疊在一起，又不像淺層肌肉全部跨過關節，所以光是做伸展關節這類普通的伸展操，根本無法伸展到深層肌肉。

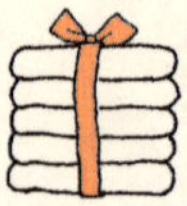

而我設計的「壓迫法」，卻能輕鬆刺激難以碰觸到的深層肌肉。

進行壓迫法時，必須將毛巾打結，再將打結的部位壓在深層肌肉的位置上，讓肌肉纖維與骨骼摩擦，這麼一來，就等於用毛巾按壓肌肉纖維、施加力道，我稱之為「直接伸展法」。

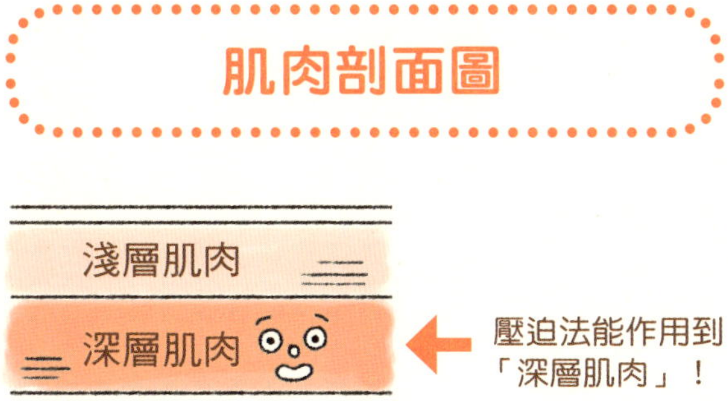
肌肉剖面圖
淺層肌肉
深層肌肉
壓迫法能作用到
「深層肌肉」！

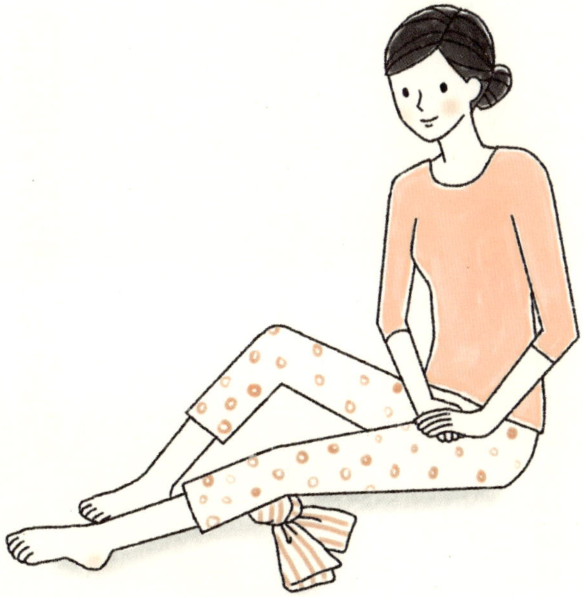

先揉壓放鬆淺層肌，再往下按摩深層肌

為什麼壓迫法可以舒緩肌肉痠痛？

因為一般的按摩只能到達淺層肌肉，而壓迫法卻能通過淺層肌肉直達深層肌肉。

舉個例子，當我們要壓迫臀部深層肌肉之一的「梨狀肌」時，必須先針對表層的臀大肌緩慢施壓，然後加上體重，讓壓力穿透臀大肌，逐漸抵達深處的梨狀肌，使梨狀肌朝著骨盆表面擠壓，進而放鬆。至於個別症狀，我會在稍後仔細說明。

當肌肉被壓迫時，就會像做伸展操一樣引起伸張反射，簡單來說，就是被壓迫的肌肉會暫時產生反抗，變得僵硬，使力道無法傳至內部，還會伴隨出現疼痛。若有這些症狀，就表示已引起肌肉反射，正在抵抗外力。

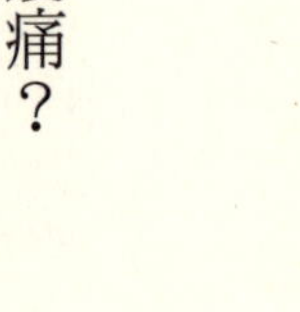

不過，隨著時間過去，肌肉也會慢慢舒緩，以比較艱澀的說法就是「迴向抑制」。

受到壓迫而產生抵抗的肌肉，在接受直接伸展後，會隨著時間流逝，覺得「應該抵抗夠了、可以放鬆了」而逐漸舒張開來。以按摩而言，就像「指壓」一樣。

以指壓按摩痠痛部位的肌肉時，一開始會硬梆梆的幾乎按不進去，而且稍微用力就疼痛，這就是因為肌肉正處於緊張、僵硬的狀態。

不過，只要多花點時間，慢慢按壓，肌肉就會逐漸放鬆，讓力道往身體內部前進，同時疼痛也會舒緩。毛巾結壓迫法的原理正與此相同。由於腰的內側、臀部，以及背部很難自行指壓，因此才要借助毛巾來實施壓迫法。

藉由緩慢揉壓，先讓淺層肌肉放鬆，再往下按摩深層肌肉，這就是「壓迫法」的原理。

而有一點必須注意的是：「**壓迫時千萬不能過度用力。**」

「壓迫法」的原理

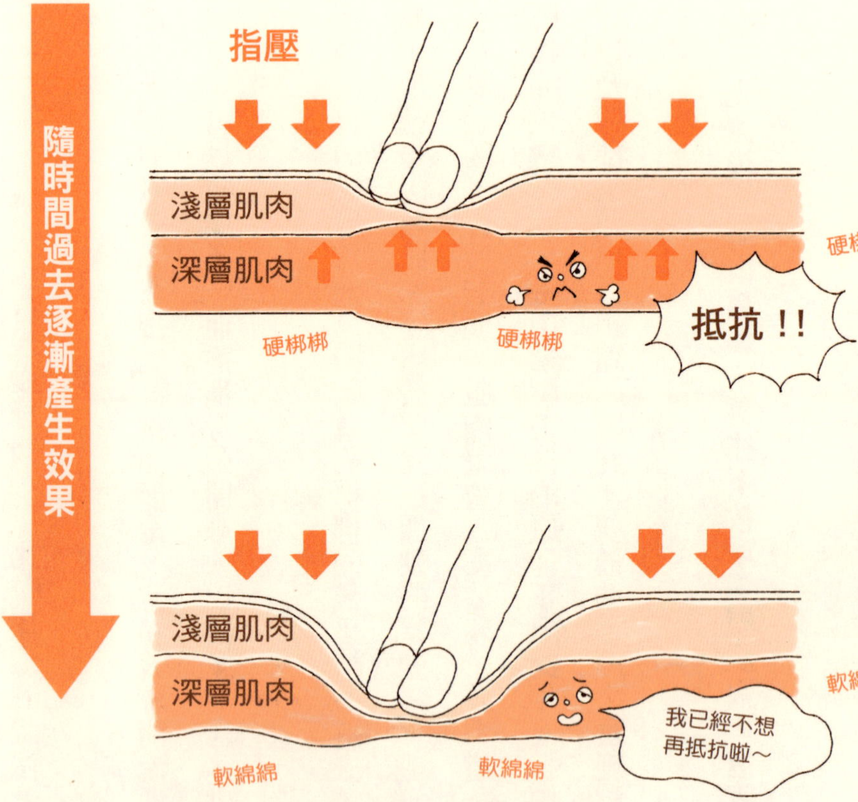

隨時間過去逐漸產生效果
指壓
淺層肌肉
深層肌肉
硬梆梆
硬梆梆
硬梆梆
抵抗！！
淺層肌肉
深層肌肉
軟綿綿
軟綿綿
軟綿綿
我已經不想再抵抗啦～

有些人可能會以為「用力刺激肌肉比較有效，可以好得更快」，但這是錯誤的。壓迫時過度用力將引起疼痛反射，這是身體受到過強刺激時的收縮現象。

好比說，手指不小心被針刺到，我們會下意識地喊「痛！」然後把手縮到胸前，這就是身體的防禦反應所引起的緊張。

壓迫也會引起暫時性的反射，當壓迫力道過強時，反射症狀也會變強，這樣別說放鬆了，反而會導致肌肉愈來愈僵硬，使按摩的力道無法穿透至深層肌肉。

以剛才的「梨狀肌」為例，若一開始按壓臀大肌時會感到疼痛，就不該強行用力按摩，應該先以不會疼痛的力道，慢慢多花點時間，把臀大肌揉鬆。

壓迫法的注意事項

注意

壓迫時切勿
用力過度！

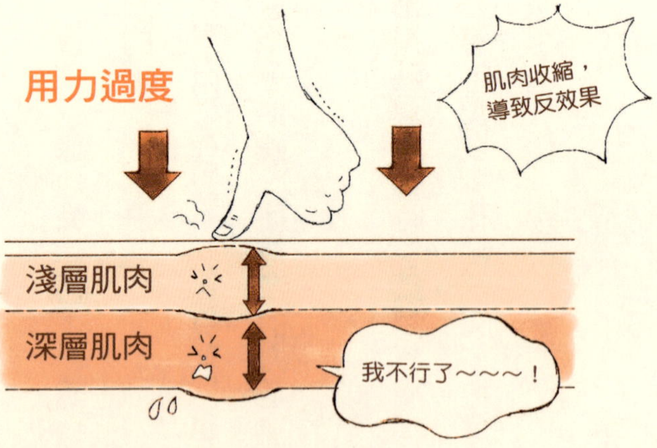

引起疼痛反射，使肌肉變硬。

肌肉再怎麼硬梆梆，也能有效舒緩

壓迫法還可以讓硬梆梆的肌肉放鬆。

肌肉的僵硬、痠痛，容易隨時間變成慢性，導致難以消除，而其原因在於纖維狀的結締組織（將身體的肌肉纖維與外皮組織空隙填補起來的組織）增加，而使周圍凝固。

一旦發展到這個地步，想依靠簡單的動作來舒緩痠痛就很困難了。這種硬梆梆的僵硬肌肉，即使是伸展操或瑜伽，也都莫可奈何。

不過，針對這樣的重度僵硬，壓迫法還是有辦法使之舒緩。

一面壓迫，一面自然地施加體重，三不五時持續給予恰當且舒適的刺激，讓身體放鬆，就能使僵硬、痠痛的肌肉恢復彈性。**請把它想成透過直接加壓，把凝固成一團的肌肉纖維一個個揉開就行了。**

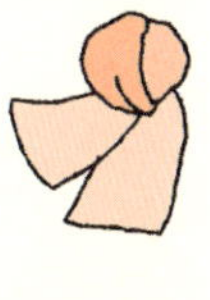

像這樣把肌肉的僵硬處揉開，肌肉就會恢復柔軟，血液與淋巴的流動也會更順暢，使細胞維持活力，讓身體健康，不易罹患各種疾病。

觀念小筆記

* 伸展操對肌肉非常重要，能使收縮僵硬的肌肉恢復彈性。
* 可是一般的伸展操或按摩，很難充分舒緩深層肌肉。
* 壓迫法會先舒緩淺層肌肉，然後慢慢讓力道穿透淺層肌肉，抵達深層肌肉。
* 用毛巾代替手指，就能輕鬆地自行按壓肌肉了。

準備一條毛巾，輕鬆開始「毛巾結壓迫法」

從前面幾章的說明，相信大家已經知道壓迫法對於重度的僵硬、痠痛可以發揮確實的效果。

而且這個方法沒有困難動作，也不需要特殊道具，只要準備一條毛巾就可以了，任何人都能輕鬆開始。

至於為什麼使用毛巾，那是因為毛巾表面很柔軟，打的結又結實，能在不引起淺層肌肉緊張的情況下，讓壓力傳達到深層肌肉。

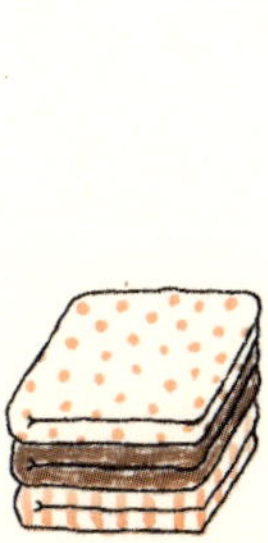

〔需要的道具〕

洗臉用的毛巾一條

厚度只要挑選喜歡的就可以了。比起新的毛巾，用過的毛巾更容易打結，是比較好的選擇。

除了洗臉用毛巾以外，用我設計的「Renew Ball」效果也很好，可以從以下網站購買。

http://www/renewing.jp/

※毛巾結的尺寸會以「大」、「小」來標示，但仍會因使用者的體型而異，請先實際操作看看，再選擇最適合僵硬、痠痛處的大小尺寸。

〔準備〕

❶ 在洗臉用的毛巾上打一個平結，把結固定住。

打一個大結（直徑約十公分）和一個小結（直徑約五公分）。

※如果一條毛巾要打兩個結很困難，可以準備兩條毛巾，並分別在兩條毛巾上各打上一個大結和一個小結。

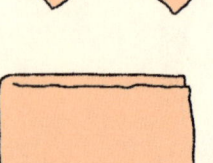

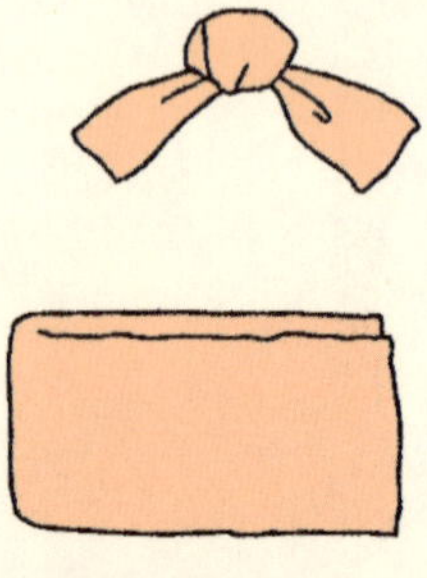

洗臉用的毛巾

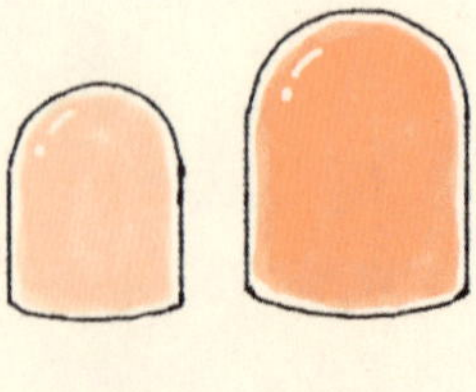

Renew Ball

※大結大約是拳頭大小，小結則大概是乒乓球大小。可以依照不同毛巾的厚度，多打幾次來調整。

❷ 躺在地上。當背部或臀部感到疼痛時，可以使用瑜伽墊。若躺下來不舒服，也可以坐在椅子上。

※請選擇在榻榻米、木頭地板等堅硬的地方進行。底部太軟容易使毛巾結下沉，導致效果不彰。

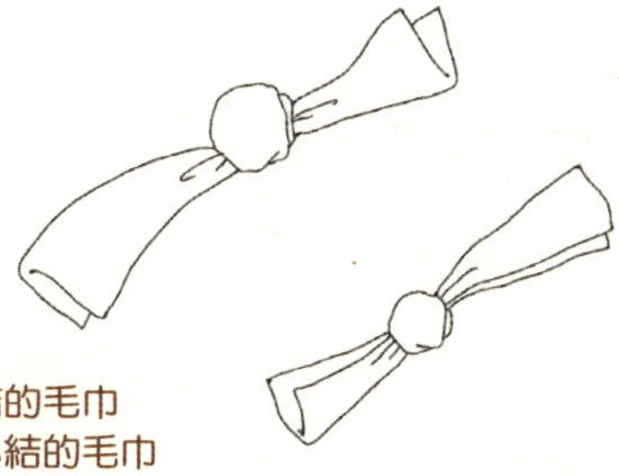

綁上大結的毛巾
和綁上小結的毛巾

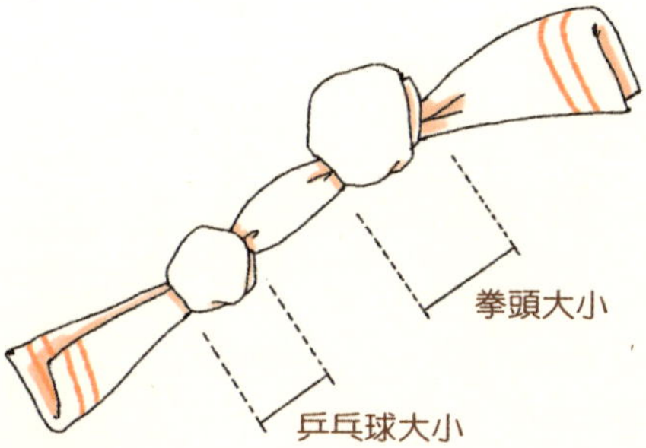

綁了兩個
結的洗臉用毛巾

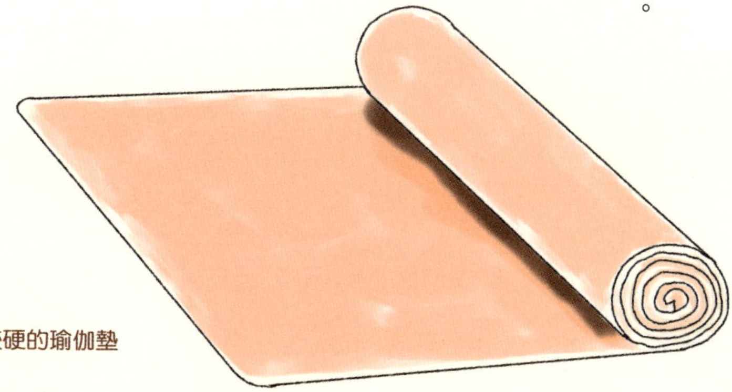

較硬的瑜伽墊

〔症狀別壓迫法－01〕

肩膀痠痛、頸部痠痛 ❶

毛巾結的尺寸 ｜ 小

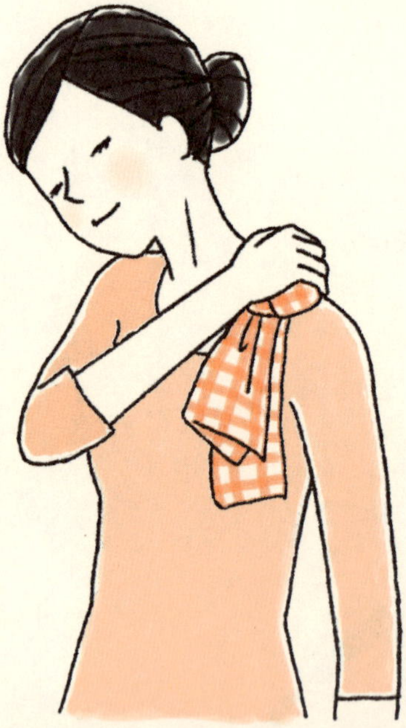

① 用手拿著打上小結的毛巾，沿著肩胛骨上方到頸部與頭部相連的部位一邊按壓一邊搓揉，將僵硬的部分揉鬆。

Point

＊會痛的部位要緩慢、確實地施力。尤其頸部和頭部相連的位置最重要，按壓後若感到頭痛或手麻，可減輕力道，多花一點時間慢慢揉鬆。

效果

＊治療肩膀痠痛、頸部痠痛，預防隨年齡增長所造成的斜肩膀、肩膀下垂。

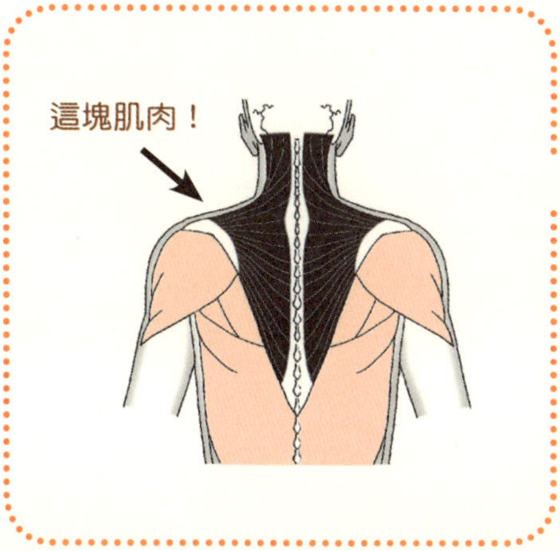

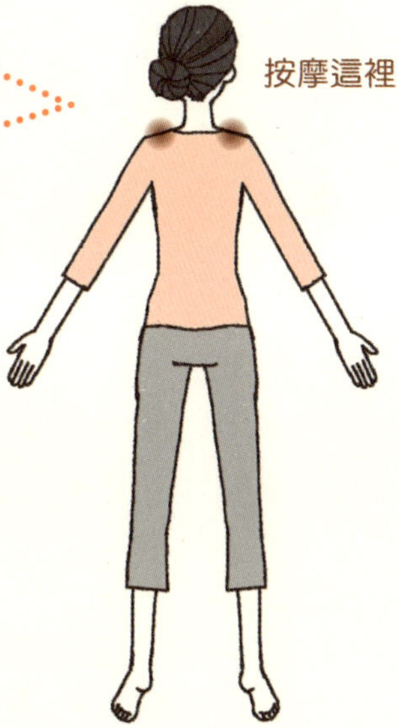

！提醒自己按壓「斜方肌」

〔症狀別壓迫法－02〕

肩膀痠痛、頸部痠痛 ❷

毛巾結的尺寸｜大

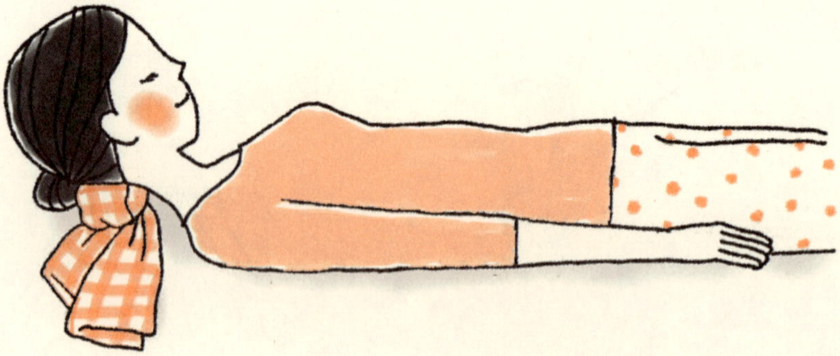

① 一面確認頸部和脊椎的位置，將毛巾結壓在頸椎根部的兩側並躺下，維持5秒鐘。

Point

＊想要讓深層肌肉放鬆時，可以讓臉稍微面向側邊。
＊尋找微痛又舒服的點，然後多按壓幾次。如果還想再加強，可以把腳抬高，施加壓力在頸部，讓力道往更深層前進。
＊多花點時間按摩頸部和頭蓋骨間的縫隙，可以讓頭部血液循環變好，肌膚變漂亮。
＊但如果很痛，就要適度停止。

效果

＊能改善肩頸痠痛、頭痛、暈眩及耳鳴。
＊還能矯正姿勢，防止走路時下巴突出。

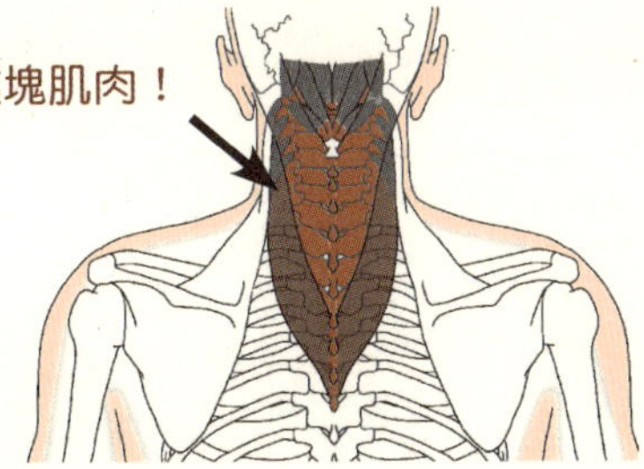

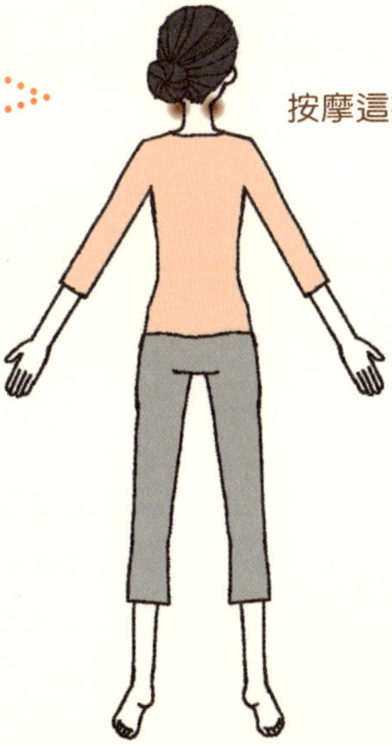

！提醒自己按壓**「後頸肌群」**

〔症狀別壓迫法－03〕

矯正彎腰與姿勢不良

毛巾結的尺寸｜小

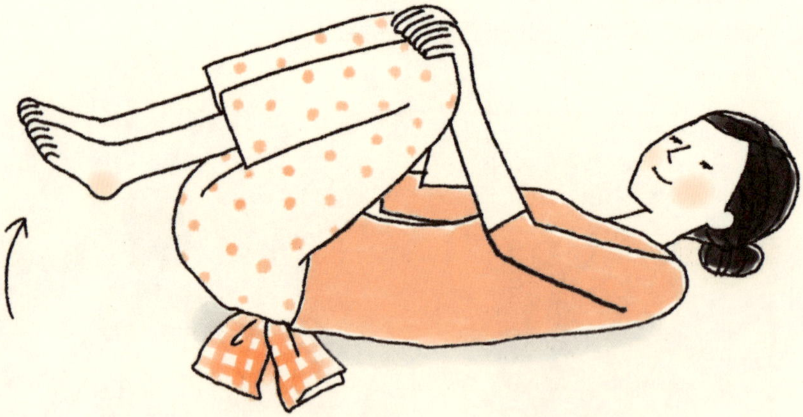

① 確認脊椎的位置，將毛巾結放在脊椎與骨盆相連的部位周邊，維持5秒鐘。

Point

＊壓迫薦骨，效果更好。

效果

＊姿勢變好。
＊身體變柔軟。
＊前屈、後仰變輕鬆。
＊有效預防椎間盤突出、脊椎間隙變窄。
＊預防脊椎側彎、後凸（症狀為背部拱起）。

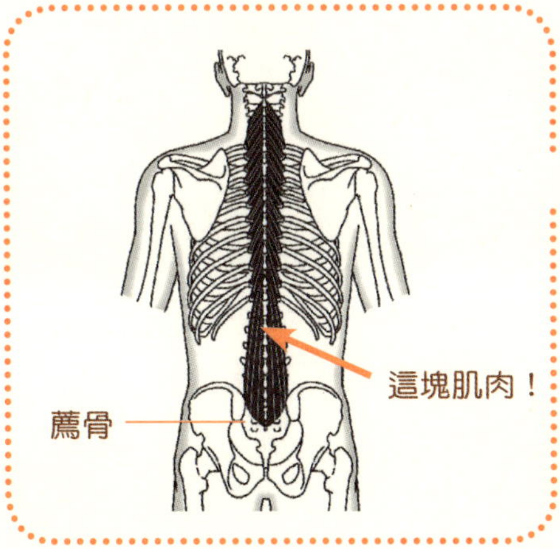

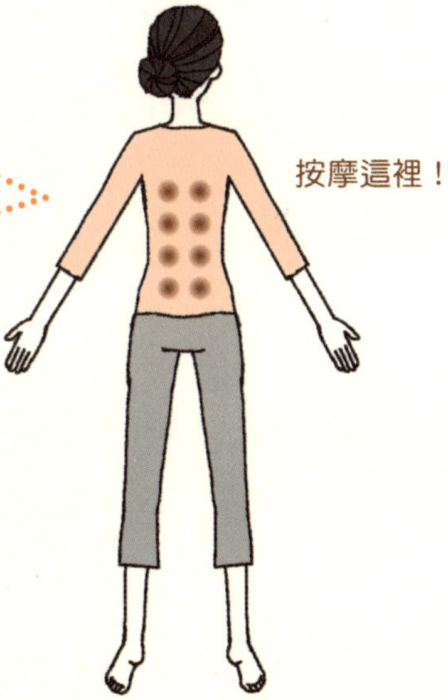

! 提醒自己按壓「**多裂肌（腰部）**」

〔症狀別壓迫法－04〕

五十肩、駝背

毛巾結的尺寸 | 小

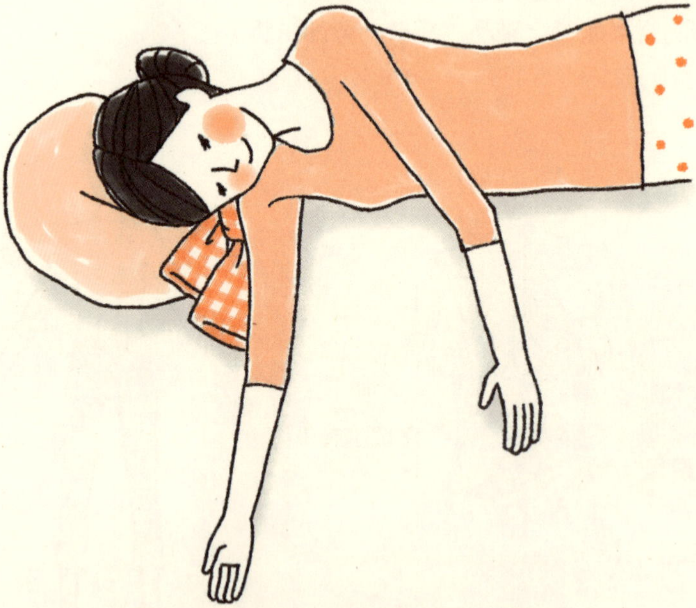

① 確認肩膀疼痛的位置，將毛巾按壓在該處躺下，維持5秒鐘。

Point

* 覺得可以再加強時，轉向側面把身體壓上去，效果會更好。
* 三角肌是影響肩關節活動的重要肌肉，若能放鬆，就能改善肩膀抬不起來、肩膀前傾等症狀。不過它也是一塊結實的大肌肉，因此要反覆進行多次揉壓。

效果

* 改善五十肩、駝背。

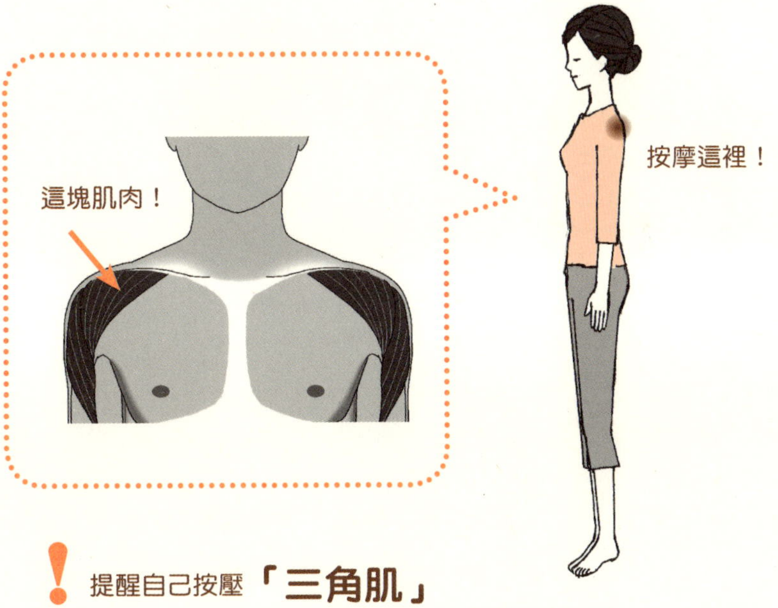

提醒自己按壓「三角肌」

〔症狀別壓迫法－05〕

手臂痠麻、肩膀痠痛、五十肩

毛巾結的尺寸 | 大

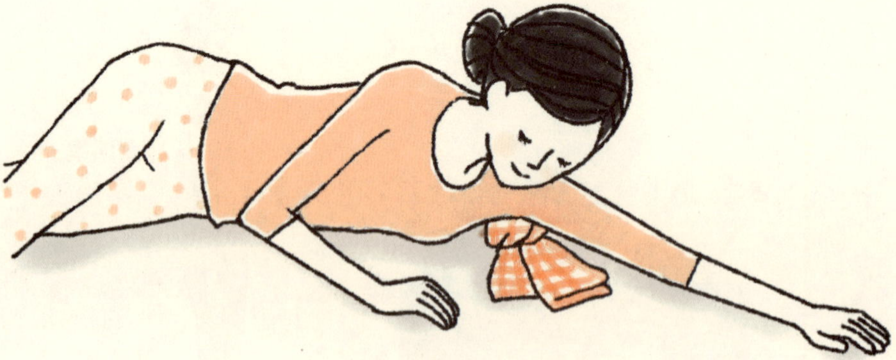

① 將手從另一邊的腋下穿過，握住肩胛骨的外緣，確認肌肉的情況。

② 趴下後，將毛巾滑入肩胛骨外側的大圓肌，以及肩胛骨和脊椎間隙中的肩胛下肌進行壓迫，維持5秒鐘。

Point

＊肩胛骨內側深處有神經和血管通過，因此長時間壓迫容易感覺手的血液循環中斷或麻痺，若有這些症狀，就要立刻停止或更換位置。

效果

＊改善五十肩、手臂痠麻與肩膀痠痛。
＊將連接肩胛骨與身體的肩胛下肌揉鬆，能讓肩胛骨的動作變靈活。

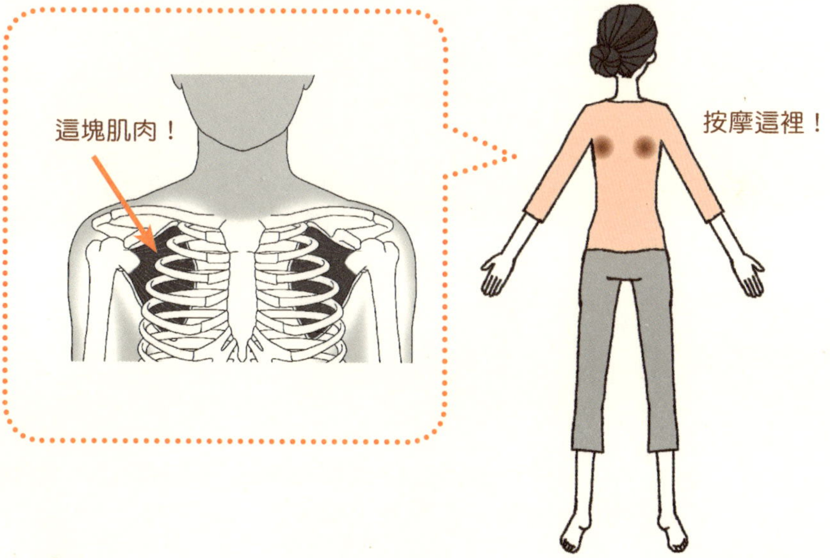

！提醒自己按壓「**肩胛下肌**」

〔症狀別壓迫法－06〕

改善駝背、托胸

毛巾結的尺寸｜大

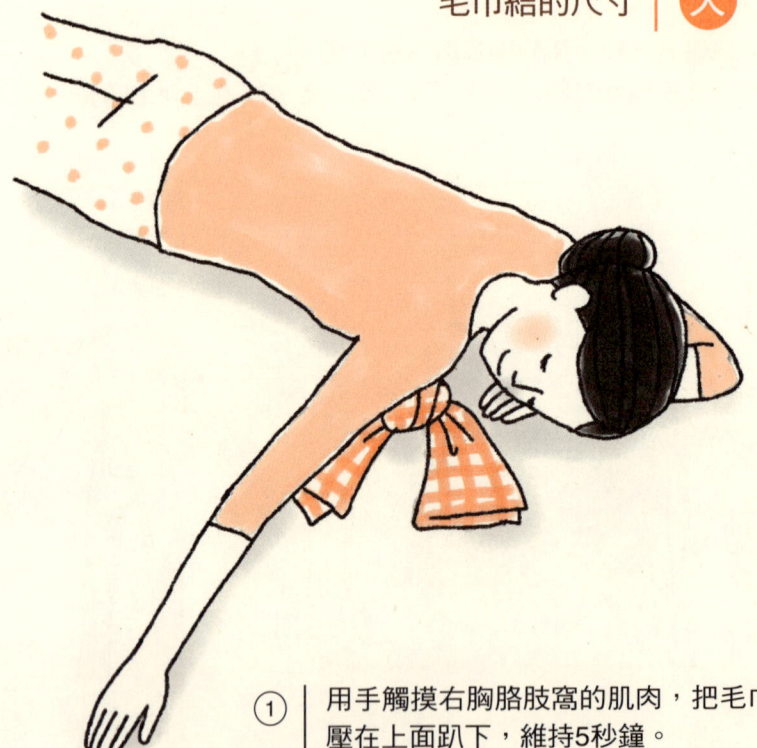

① 用手觸摸右胸胳肢窩的肌肉，把毛巾壓在上面趴下，維持5秒鐘。

② 用手觸摸左胸胳肢窩的肌肉，把毛巾壓在上面趴下，維持5秒鐘。

Point

＊壓迫時若感覺手臂痠麻，可以挪動毛巾的位置。

效果

＊改善肩膀前傾、肩膀痠痛、五十肩。
＊推薦給長時間坐在辦公桌前的人，以及不易分泌母乳的人。
＊除此之外，還能讓呼吸變順暢，姿勢變好。
＊也有托胸的效果。

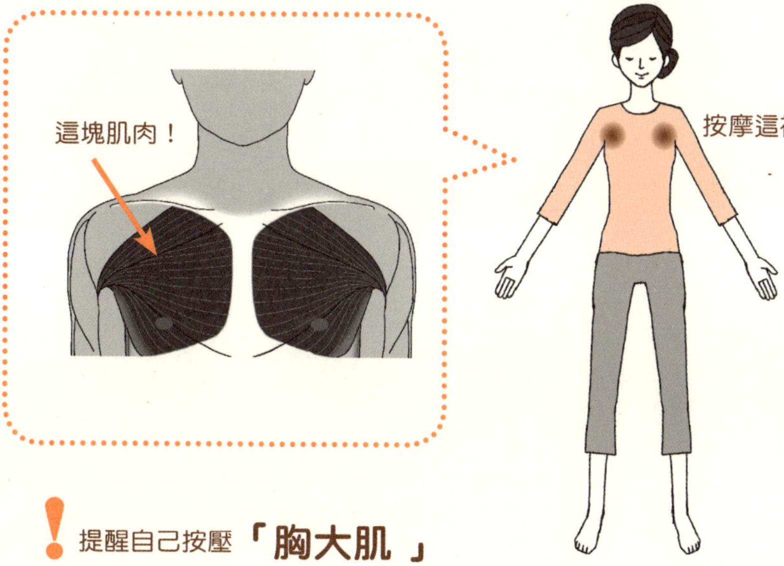

！提醒自己按壓「**胸大肌**」

〔症狀別壓迫法－07〕

腰痠背痛、肩胛骨疼痛

毛巾結的尺寸｜大

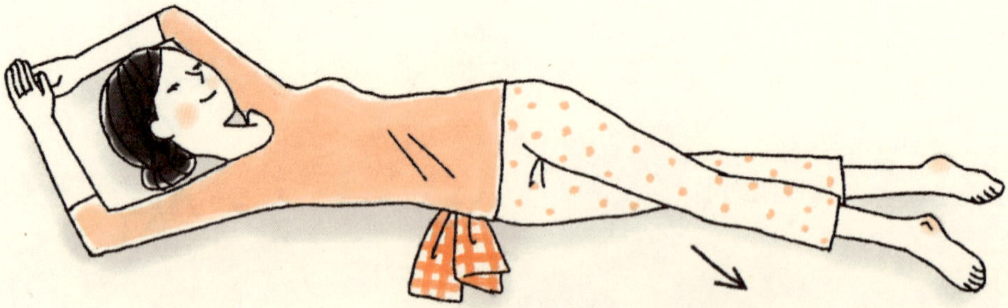

① 確認脊椎的位置，將毛巾壓在脊椎右側邊緣，左腳從大腿內側和右腳交叉，維持5秒鐘。

② 將毛巾壓在脊椎左側邊緣，右腳從大腿內側和左腳交叉，維持5秒鐘。

Point

＊針對從頸部延伸至脊椎的豎脊肌群進行壓迫。

＊背部和腰部的肌肉特別厚實，若能多花點時間，效果會更好。

效果

＊減輕腰痠背痛。

＊尤其腰部外側與肩胛骨一帶會疼痛時，效果更明顯。

＊能預防因年齡增長所造成的骨盆歪斜及脊椎扭曲。

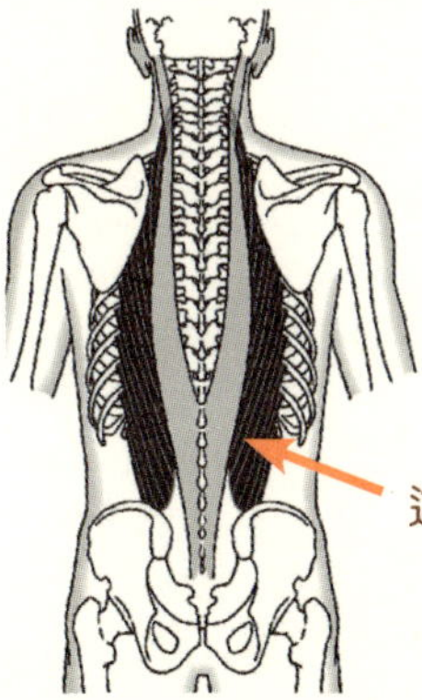

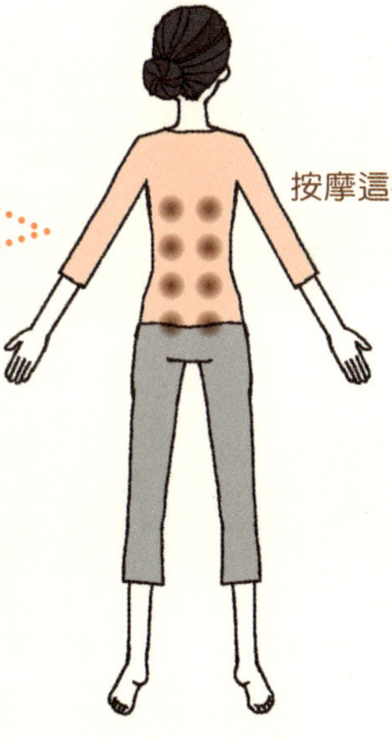

！提醒自己按壓「豎脊肌群（胸最長肌、髂肋肌）」

〔症狀別壓迫法－08〕

頸部鬆弛與皺紋

毛巾結的尺寸｜小

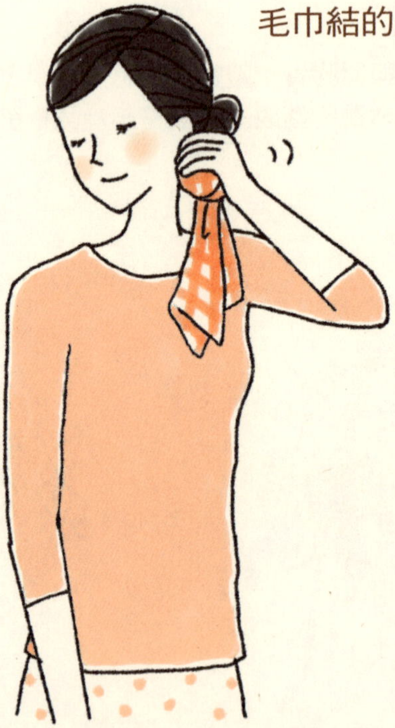

① 用打了小結的毛巾，將左耳下方到胸骨前的肌肉揉鬆。

② 右邊也重複同樣的步驟。

Point

＊耳朵下方的肌肉很厚實，要多花一點時間搓揉。

＊胸骨頂端的肌肉很薄，深處有氣管通過，因此按壓力道要輕柔，若按得太大力，可能會咳個不停。

效果

＊改善肩膀痠痛、牙痛、頭痛。

＊可消除水腫、改善頸部皺紋與皮膚鬆弛，讓臉部線條有精神。此外還能使臉看起來小一些。

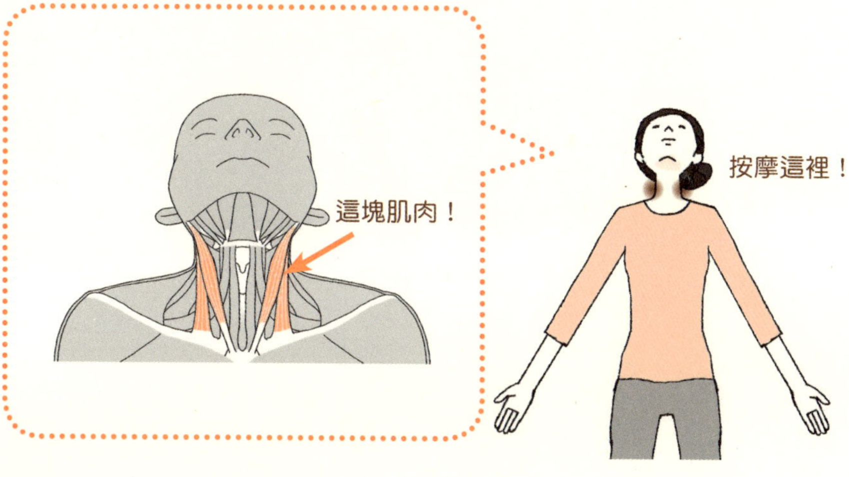

! 提醒自己按壓**「胸鎖乳突肌」**

〔症狀別壓迫法 – 09〕

雙下巴、臉部鬆弛

毛巾結的尺寸｜小

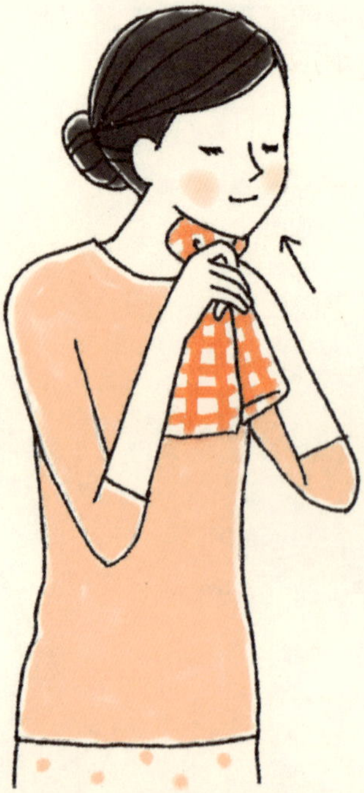

① ｜將打了固定結的毛巾抵在下顎，上下移動以壓迫肌肉。

Point

＊把毛巾滑入下顎內側。

效果

＊改善雙下巴與臉部鬆弛。
＊可以有效治療顳顎關節症候群等嘴巴開闔困難的疾病。
＊可以消除下顎脂肪、改善臉部線條，達到瘦臉效果。

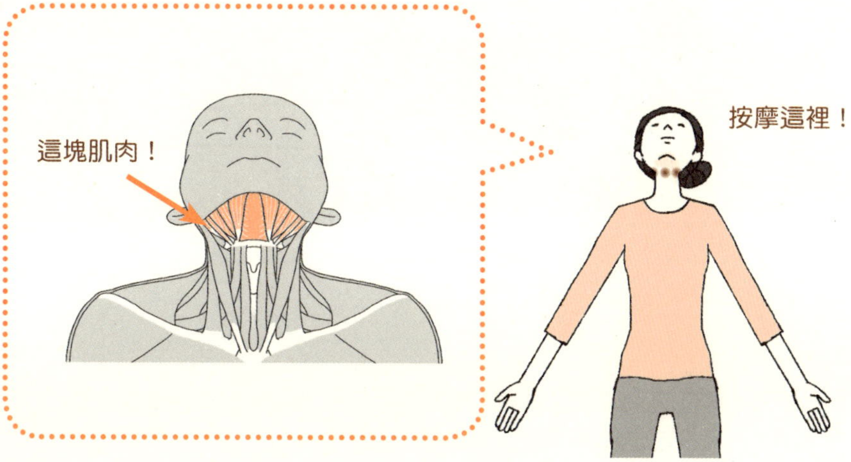

提醒自己按壓**「舌骨上肌群」**

〔症狀別壓迫法－10〕

腰痛、膝蓋痛、髖關節痛

毛巾結的尺寸 | 大

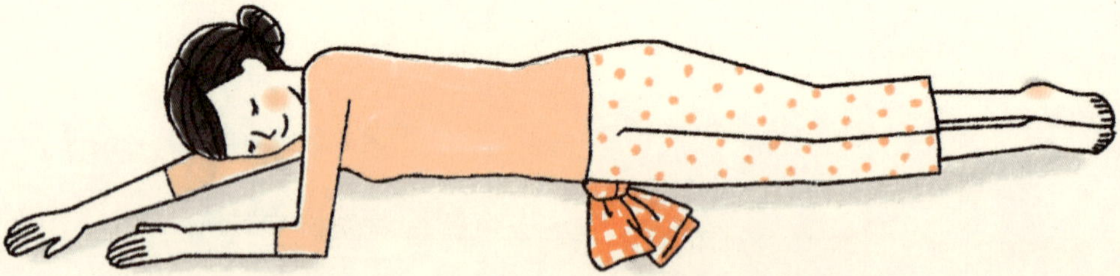

① 先用手確認骨盆的位置，然後躺向左側，讓毛巾壓在左邊的骨盆上，維持5秒鐘。

② 接著躺向右側，與①相同，讓毛巾壓在右邊的骨盆上，維持5秒鐘。

Point

＊當有膝蓋痠痛、下肢麻痺、腰痛等煩惱時，請針對微痛但舒服的部位長時間按壓。
＊可以將上面的腿疊在下面的腿上，也可以前後稍微錯開，讓體重壓在下面的腿上。
＊壓迫從側面突出的骨頭一帶（股骨的大轉子），會更有效果。
＊當這塊肌肉僵硬時，隨著年紀變大，就會逐漸無法單腳站立，甚至膝蓋向外彎，形成O型腿、或是走路外八。

效果

＊改善行走時不穩、搖晃的狀況；消除膝蓋、髖關節與腰部痠痛。
＊尤其是有腰痛煩惱的人，一定要試試看。

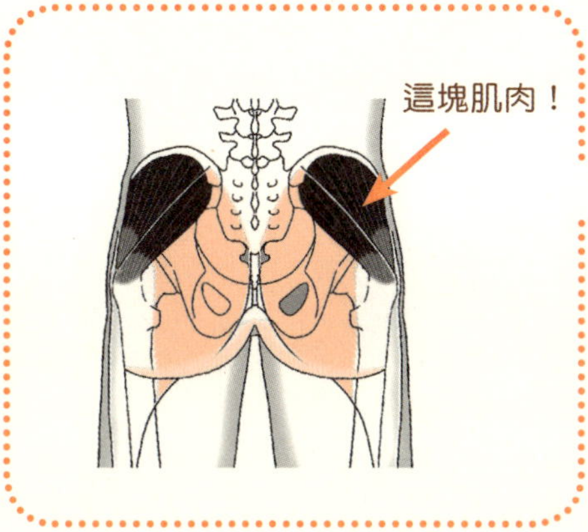

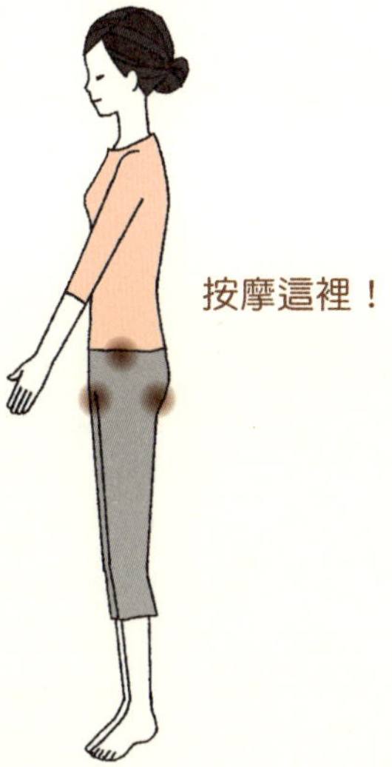

提醒自己按壓「臀中肌」

〔症狀別壓迫法－11〕

消解臀部痠痛、提臀

毛巾結的尺寸｜大

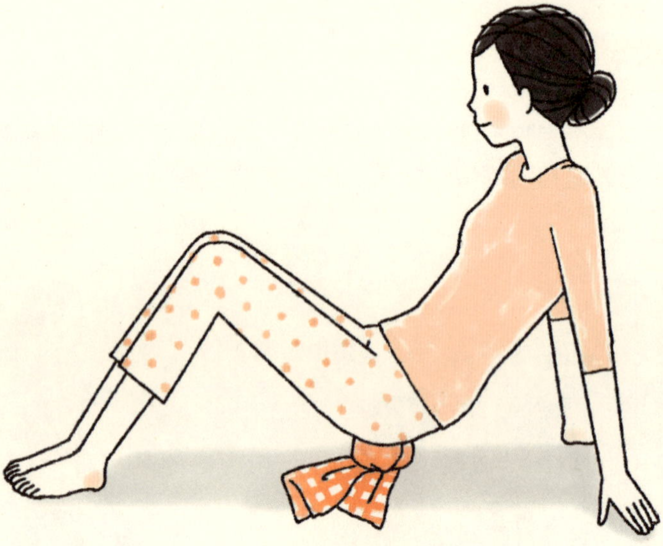

① 把毛巾擺在地板上，對準臀部中心，也就是尾骨旁，坐在毛巾上維持5秒鐘。

② 將臀部暫時提起，然後再次坐在毛巾上，維持5秒，反覆幾遍。

Point

＊重複幾次，找出臀部肌肉僵硬的部位（會痛的地方），然後集中壓迫該部位。

效果

＊能改善腰痛與臀部痠痛。
＊對於長時間坐辦公桌、尾骨一帶疼痛的人特別有效。對於臀部深處到大腿後方的疼痛、麻痺也很有效。
＊此外，還能預防骨盆後傾，避免「臀部下垂」。

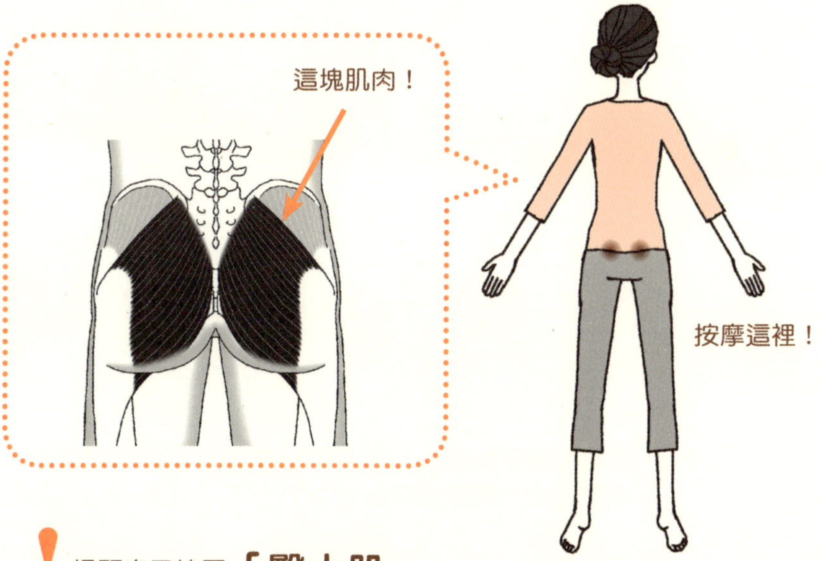

！提醒自己按壓「臀大肌」

〔症狀別壓迫法－12〕

坐骨神經痛、膝蓋內側痛

毛巾結的尺寸｜大

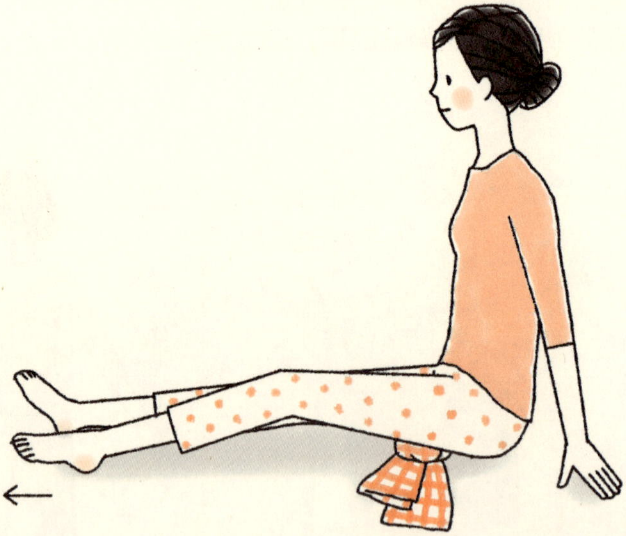

① 將毛巾放在地板上，對準左腿從臀部後方的坐骨延伸到膝蓋後方的肌肉（腿後腱）坐下，維持5秒鐘。

② 對準右腿從臀部後方的坐骨延伸到膝蓋後方的肌肉（腿後腱）坐下，維持5秒鐘。

Point

＊使用大一點的毛巾，盡可能將膝蓋伸直。
＊讓臀部及膝蓋反覆一上一下挪動，尋找腿後腱痠痛的部位。

效果

＊改善臀部到大腿後方的坐骨神經痛。
＊對於膝蓋痠痛及無法正坐者很有效。
＊也可矯正膝蓋彎曲的走路方式。

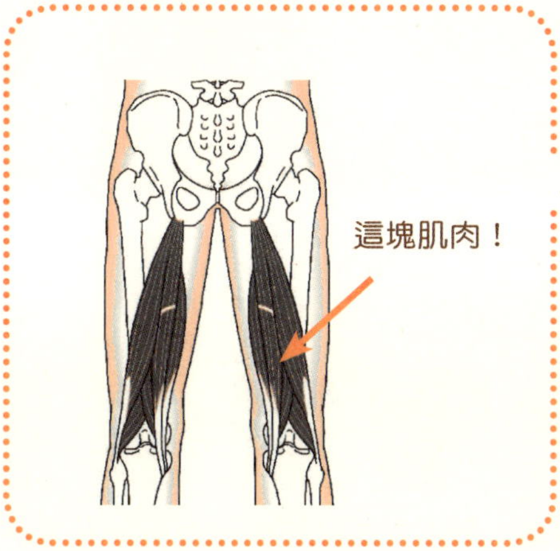

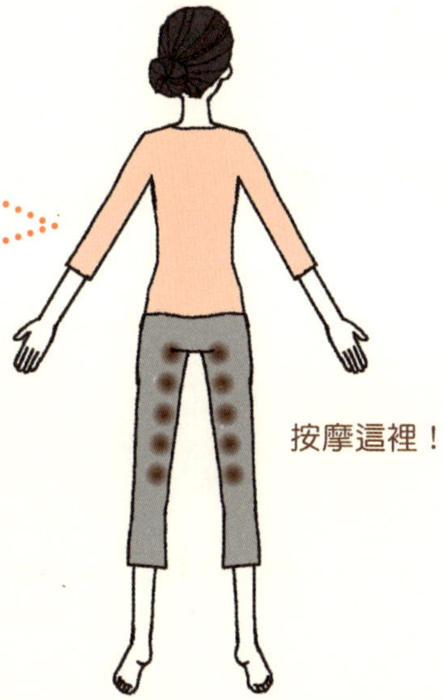

！提醒自己按壓「**腿後腱**」

〔症狀別壓迫法－13〕

足部浮腫、拇指外翻

毛巾結的尺寸 | 大

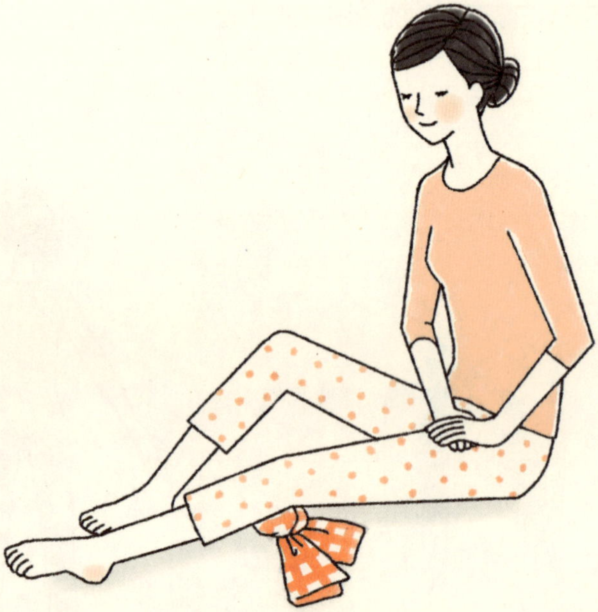

① 使用大一點的毛巾，墊在整塊小腿肚上，施加體重並維持5秒鐘。

Point

* 穿高跟鞋容易讓雙腿疲勞、腫脹，是小腿肌肉硬化的主因。
* 當膝蓋彎曲，不容易壓迫到小腿肚時，可以用書之類的道具把毛巾墊高。
* 覺得可以再加強時，建議一面壓迫一面搖晃。

效果

* 能改善小腿腫脹、抽筋、拇指外翻。
* 還能減緩阿基里斯腱與腳底的疼痛。

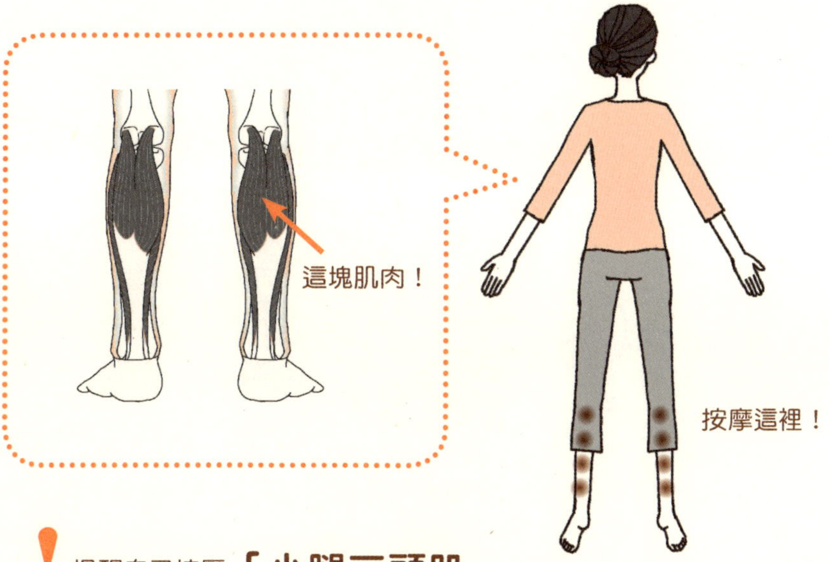

！提醒自己按壓 **「小腿三頭肌」**

〔症狀別壓迫法－14〕

腳踝疼痛與浮腫

毛巾結的尺寸 | 小

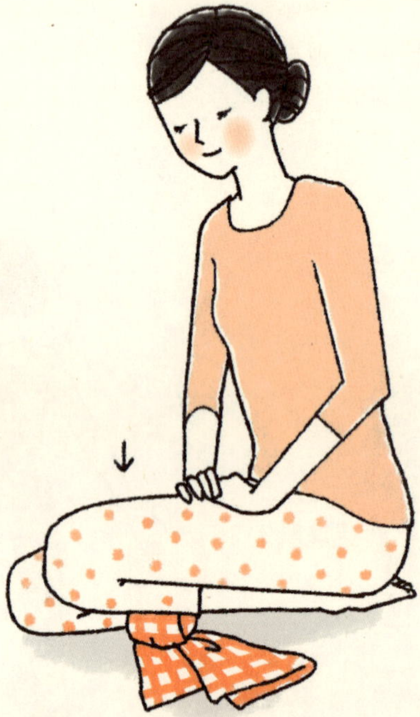

① 將毛巾放在地板上，確認左腿的脛骨，對準脛骨外側坐下去，維持5秒鐘。

② 確認右腿的脛骨，重複①的步驟。

Point

* 肌肉僵硬時遭受壓迫容易產生疼痛，因此施加體重時要慢慢來。
* 仔細壓迫整個小腿前方，包括腳踝上方。

效果

* 能改善腳踝疼痛與浮腫。
* 隨著年紀變大，由於腳踝僵硬，使用蹲式廁所會變得比較困難，而這項壓迫法就能預防上述情況。另外像是步行一會兒立刻感到疲倦、腳踝抬不起來、在平坦的地方摔倒等，都能藉此改善，腳踝的慢性扭傷也會逐漸消失。

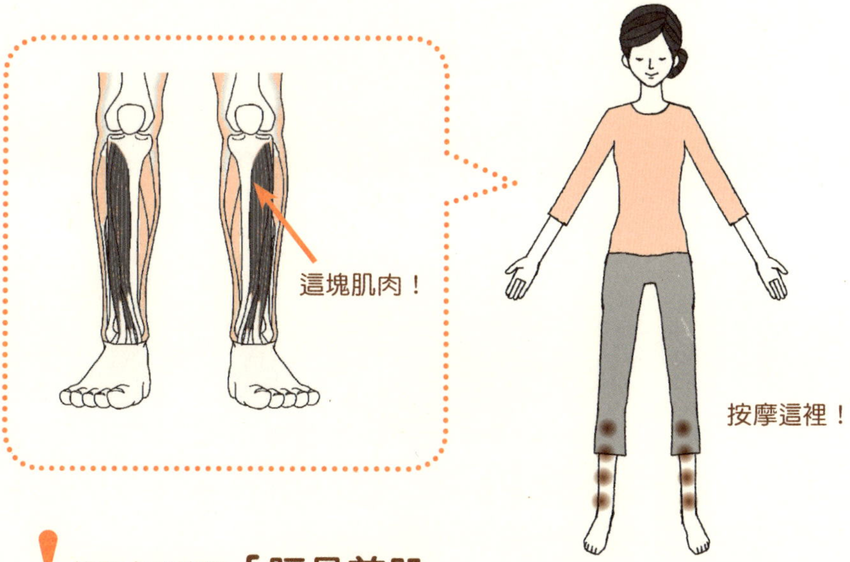

！提醒自己按壓**「脛骨前肌」**

〔症狀別壓迫法－15〕

消除便秘、緊緻下腹部

毛巾結的尺寸｜大

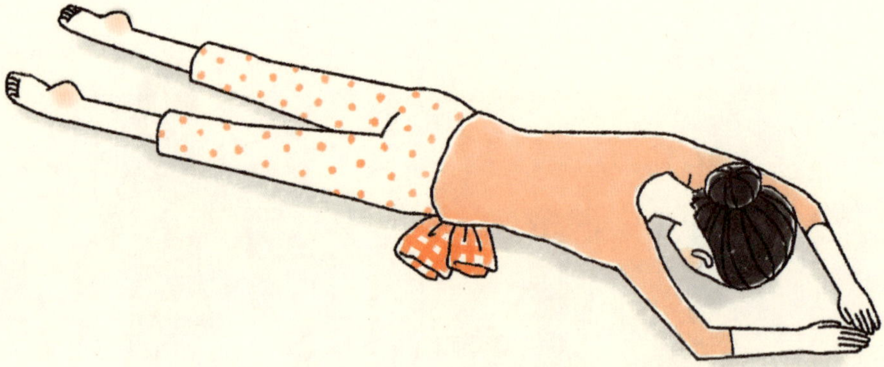

① 將毛巾放在地板上，確認肚臍的位置，趴下讓毛巾壓在胸口至恥骨上方的整片肌肉（腹直肌）上，維持5秒鐘。

Point

＊壓迫時要慢慢吐氣。
＊若胸口會疼痛就不要勉強。
＊肚臍周圍和恥骨上方比較容易疼痛，因此施加體重時要緩慢一點。

效果

＊強化腹肌，消除便秘，改善下腹水腫與鬆弛。
＊提升腰部一帶的新陳代謝，消除啤酒肚及水桶腰。腰部會變得比較有力氣，能實行腹式呼吸法。

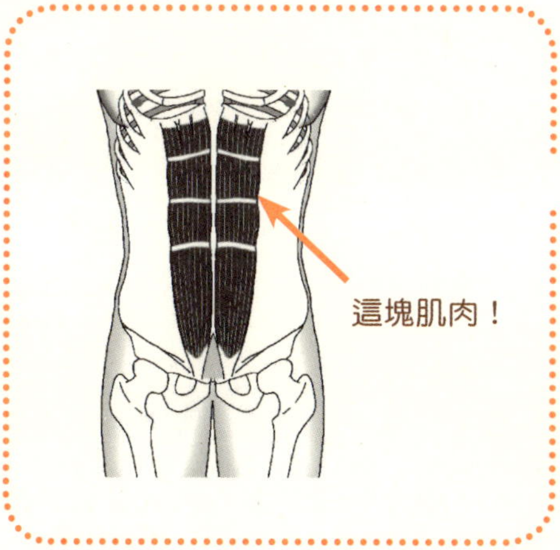

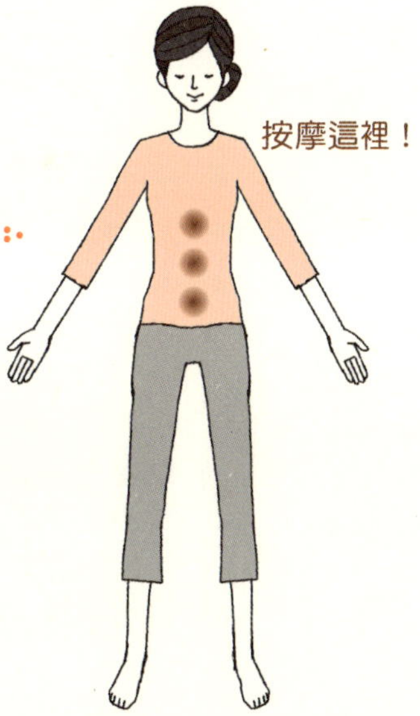

！提醒自己按壓「腹直肌」

〔症狀別壓迫法 – 16〕

腰痛、生理痛、漏尿、便秘

毛巾結的尺寸 | 大

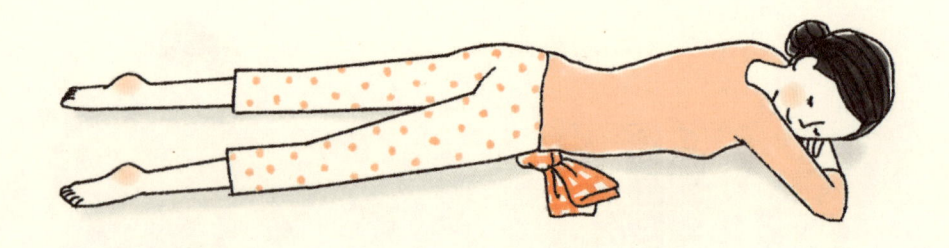

① 將毛巾放在地板上趴下，讓毛巾對準鼠蹊部上方滑入骨盆內側，雙腿微微朝外，維持5秒鐘。

② 往骨盆內側施壓。

Point

＊覺得力道可以再加強時，不妨用手撐起上半身施加壓力。
＊力道應維持在微痛舒服的程度。若感到劇烈疼痛，請立即停止。

效果

＊消除便秘，改善腰痛、生理痛等生理機能異常。
＊改善足部浮腫，促進淋巴與血液循環。對漏尿等女性特有的煩惱也有效。
＊還能改善令人在意的小腹及臀部肥胖，並讓髖關節變柔軟，能夠盤腿坐下。

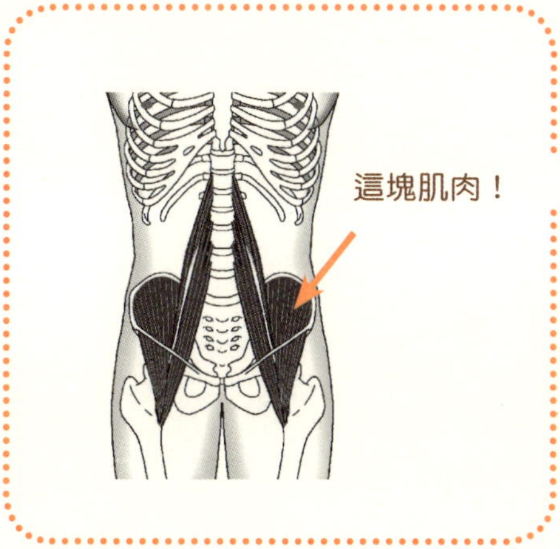

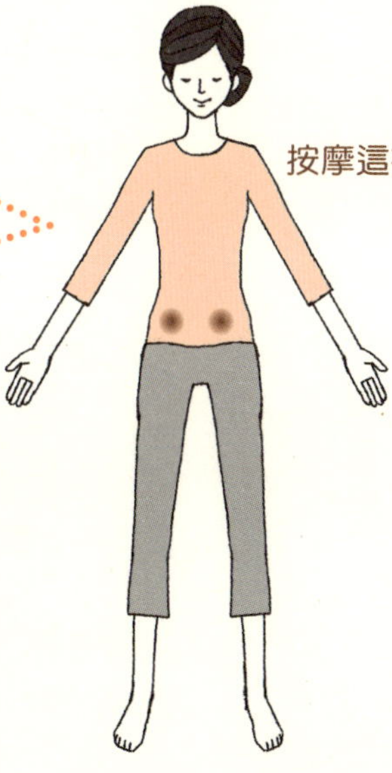

！提醒自己按壓「髂腰肌」

〔症狀別壓迫法－17〕

改善足部浮腫、強化腰腿

毛巾結的尺寸 | 大

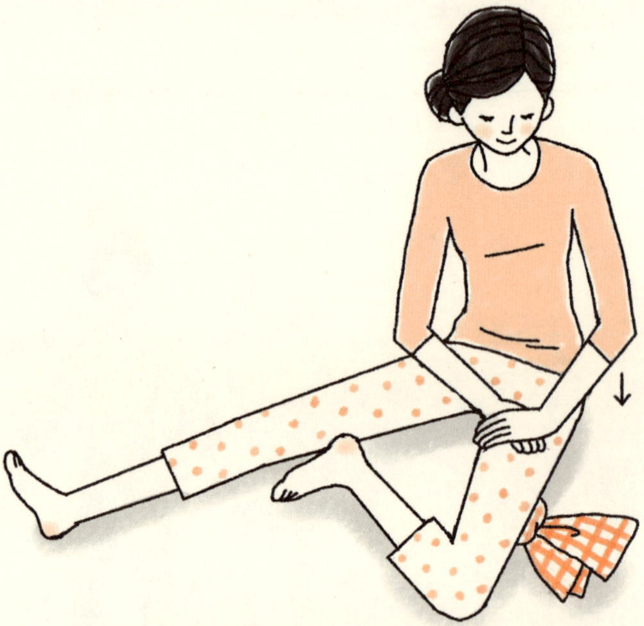

① 盤腿後，將毛巾壓在左邊大腿外側下方，
維持5秒鐘。

② 右腳和①一樣進行相同的步驟。

Point

＊若想要加強，可以針對髖關節下方到膝蓋上方及外側仔細揉壓。
＊僵硬的地方容易疼痛，必須耐心花時間壓迫。

效果

＊改善足部浮腫，預防腰腿弱化。
＊讓步行變順暢，不會踉蹌站不穩，還能消除整條腿的浮腫，改善O型腿和膝關節變形，減輕膝蓋與腰部的疼痛。

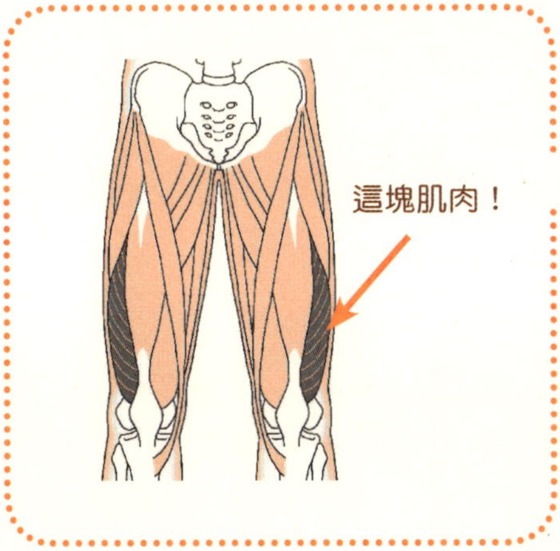

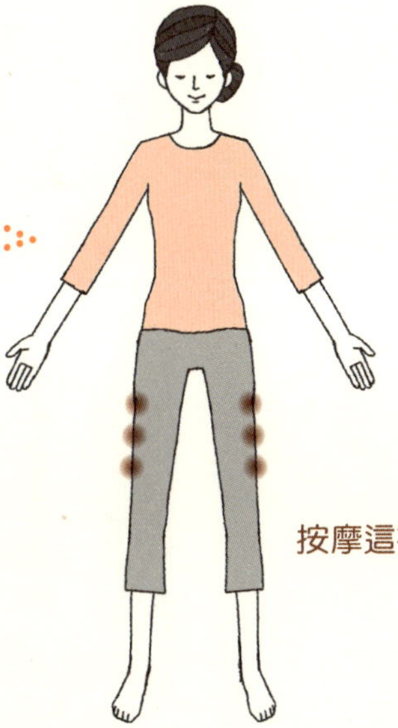

！提醒自己按壓「股四頭肌」

〔症狀別壓迫法－18〕

足部浮腫、膝關節內側痛

毛巾結的尺寸 | 小

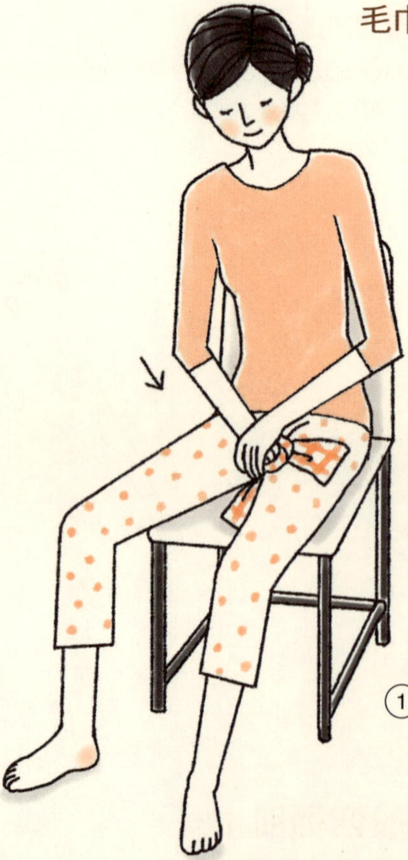

① 坐在椅子或地板上，伸出腳來，用毛巾沿著大腿根部到膝蓋前，按壓大腿的正面與內側，每次停留5秒。

Point

＊大腿內側容易疼痛，因此按壓時要緩慢輕柔。
＊碰到僵硬的地方，可以不時地施加體重來壓迫。

效果

＊改善雙腿浮腫、膝關節疼痛（前面與內側）。
＊對於改善X型腿、膝關節變形、腰痛都很有效果。
＊讓步伐恢復穩健。

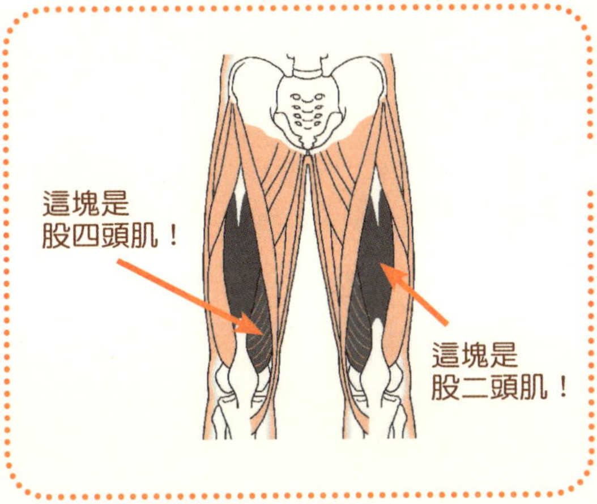

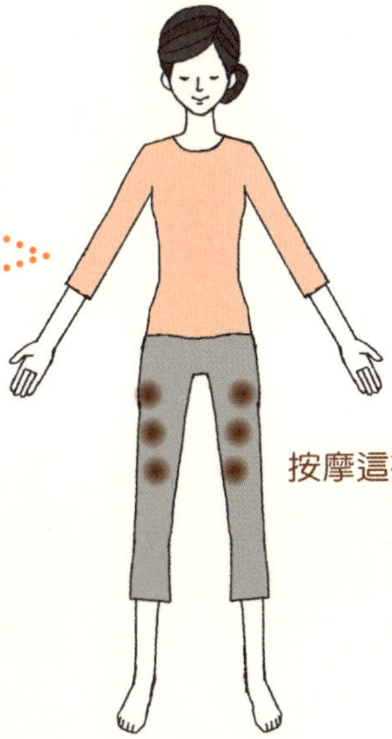

！提醒自己按壓「股二頭肌（長頭）」與「股四頭肌（內側頭）」

〔症狀別壓迫法－19〕

下半身疲勞、腳底痛

毛巾結的尺寸 | 小

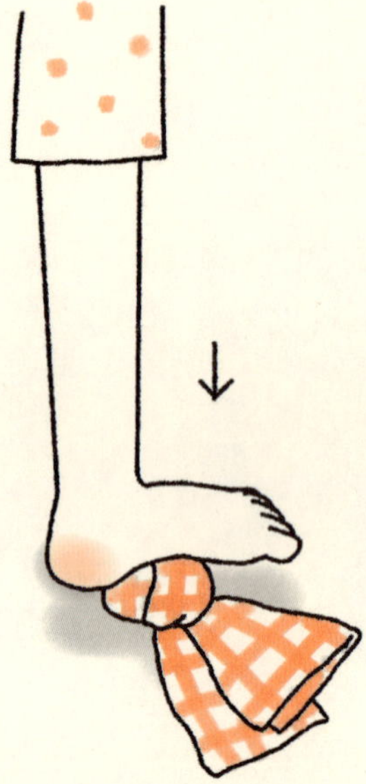

① 將毛巾放在地板上，用腳踏毛巾，
按摩腳底的每個部位。

Point

＊想要加強時，可以單腳站立，將全身的重量壓上去，以按摩整個腳底。

效果

＊消除下半身疲勞，改善扁平足、拇指外翻、足部浮腫，讓步伐變順暢，對腳底、腳趾疼痛也有效。

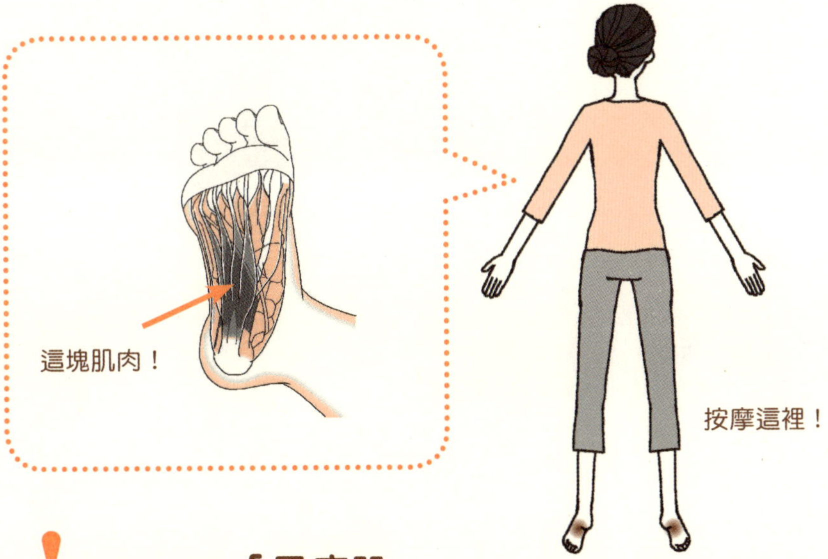

！提醒自己按壓「**足底肌**」

「五個習慣」打造一輩子的健康

深層肌肉一旦僵化便很難放鬆，所以最好從今天開始提醒自己，在痠痛變得頑強難消之前，就養成舒緩深層肌肉的習慣。以下介紹五種能幫助深層肌肉放鬆的方法。

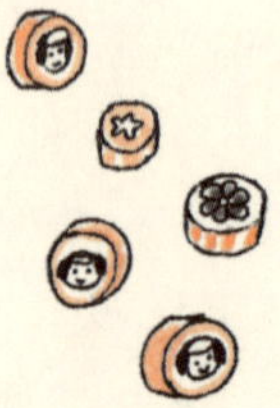

❶ 做緩慢的肌肉伸展操

第一是做緩慢的肌肉伸展操。

激烈的伸展操容易使肌肉收縮，讓深層肌肉更加僵硬；強度太高的運動也會使深層肌肉的收縮變強，而導致反效果，因此應盡量從事溫和的運動。例如瑜伽或太極拳，這兩種運動的動作都

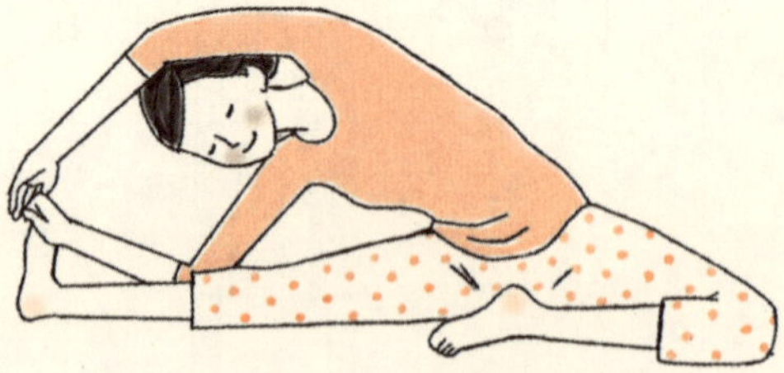

很緩慢輕柔，無怪乎能擁有數千年的傳承歷史。

❷ 讓身體保持溫暖

第二是讓身體保持溫暖。

肌肉的僵硬、痠痛，絕大多數都能藉由促進血液循環來改善。

舒緩肌肉需要三磷酸腺苷（ATP）這種物質，而當血流順暢時，人體就會生成三磷酸腺苷。因此除非扭傷、發炎、痛得受不了，否則基本上只要保持身體溫暖，以促進血液循環，就能舒緩肌肉痠痛。相對的，身體變冷則會產生反效果。

舉個例子，當身體疲勞、嚴重腰痛或肩膀痠痛時，舒舒服服地泡溫泉，就會覺得身

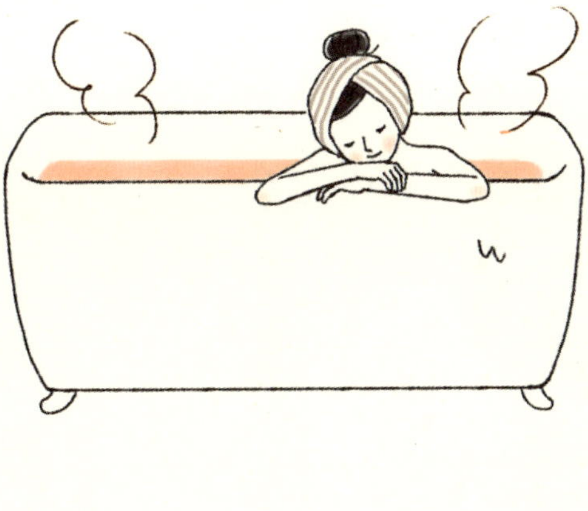

體放鬆，疲勞減輕不少。最近許多人都只淋浴而不泡澡，一旦讓肌肉僵硬變成慢性，到了某個年齡，就有可能一口氣老化，必須特別注意。

❸ 吃「現在想吃」的東西

第三是飲食。近年來，為了預防啤酒肚及水桶腰，愈來愈多人對飲食的攝取方式很挑剔。

但我的論點是，均衡攝取多樣化的食物，細胞自然會有活力。

因此，千萬不能偏食任何一種食材，嚷嚷著「這個不能吃」、「這個要多吃」。

更進一步來說，最重要的反而是想吃什麼就吃什麼，因為現在想吃的東西，正是身體需要的東西。不過當然不能因為很好吃，就吃太多而破壞了平衡。

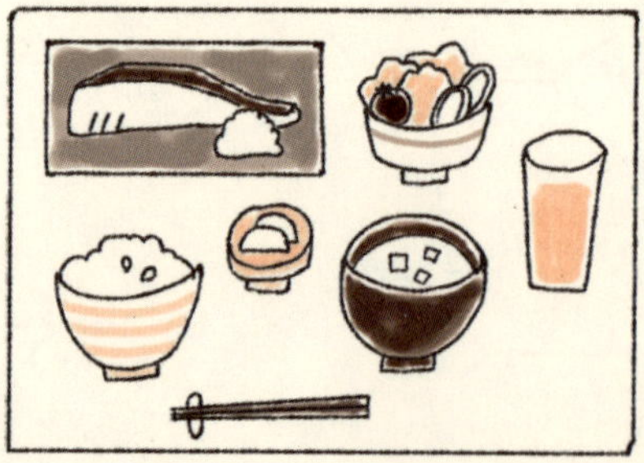

❹ 不要長時間維持相同的姿勢

第四是停止「重複相同的動作」以及「維持同一個姿勢」。一直坐在辦公桌前對著電腦工作，或是一直搬運行李，重複相同的動作，都會使肌肉疲勞、僵硬。

可以的話，至少要一個小時固定休息一次，伸伸懶腰、轉換心情、上個廁所，避免長時間維持同一個姿勢或反覆相同的動作。

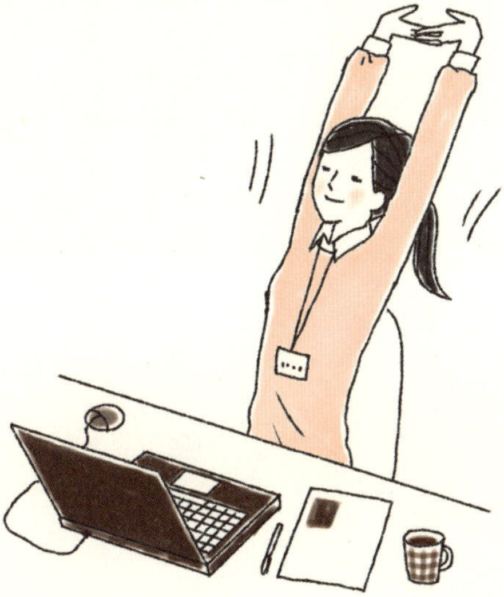

❺ 愛惜自己的身體

第五是愛惜自己的身體，好好對待它。最瞭解自己身體的人，只有你自己。

壓迫法雖然能舒緩深層肌肉，但重要的還是在觸摸自己的身體與臉龐時，好好愛惜它。保護自己的身體，能讓血流通暢，促進成長因子生成，使細胞有活力。

這樣一來，就能讓細胞永遠年輕、健康、有朝氣。

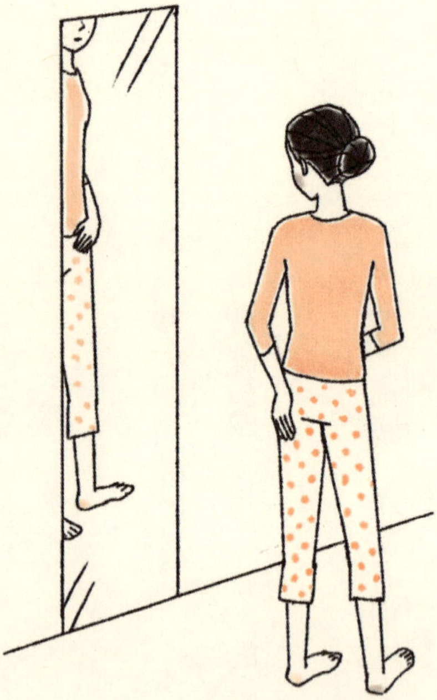

第3章

消除肌肉僵硬，儲備滿滿的健康活力！

高血壓、動脈硬化、老化、身材變形、
大腿肥胖、水腫、代謝遲緩、皺紋等……
可能大多與年齡無關，
而是肌肉僵硬所引起。

前面已經說明了如何利用壓迫法來消除僵硬、痠痛，接下來則要談談疾病、老化與僵硬之間的關聯。

隨著年齡增長，我們會愈來愈容易生病或受傷。

人們常把生病與受傷歸咎於「年紀」，例如「年紀大了，身體愈來愈不靈活」「這就是老化的徵兆吧？」「真不想變老啊」，其實這未必正確。

疾病大多與年齡無關，而是由「僵硬、痠痛」所引起。

換言之，放著肌肉僵硬、痠痛不管，便很容易生病。

那麼，「僵硬、痠痛」究竟會與什麼樣的疾病產生關聯呢？一起來看看吧。

肌肉僵硬會壓迫血管，引發「動脈硬化」

「動脈硬化」是動脈中的膽固醇與中性脂肪囤積，進而堵塞血管，使血管硬化，讓血液無法順暢流動的一種疾病。當動脈硬化趨於嚴重時，還容易引發心肌梗塞、腦出血、腦梗塞等併發症。

而動脈硬化的原因除了偏食、缺乏運動外，**與肌肉壓迫所造成的血液循環惡化也大有關聯**。

肌肉僵硬、痠痛是指肌肉變硬、持續收縮且無法放鬆時的一種狀態。用比較艱深的說法就是「收縮」會讓肌肉纖維彼此重疊，使肌肉增厚、膨脹、變硬。

變厚的肌肉會壓迫在肌肉縫隙間流動的微血管。血管被壓迫時會變細，導致血流不順暢，也就是「血液循環」惡化。

就像水管，當水管伸直、沒有施加多餘的壓力時，水勢會很順暢，不被堵塞，但當水管被掐彎、按壓而變細時，水流就不會立刻順流出來。所以當血管管壁伸直時，血流便會很通暢，被壓迫時則會阻滯血流。

除此之外，當血管變細時，高速流動中的紅血球與白血球也會在該處撞成一團，造成血管壁受傷。為了修復受傷的部位，血管細胞會聚集而來，導致血管壁增厚、血管變硬，而管壁變厚的結果就是血管愈來愈窄。

用比較簡單的說法來解釋，這就如同當我們受傷時，傷口會結痂，使皮膚增厚；而當腳被鞋子磨破皮時，之後也會長出厚實的硬繭一樣。

於是，血管會變硬、寬度變窄，使血液循環逐漸惡化。

所以當肌肉僵硬時，就會引發動脈硬化。

「動脈硬化」的形成

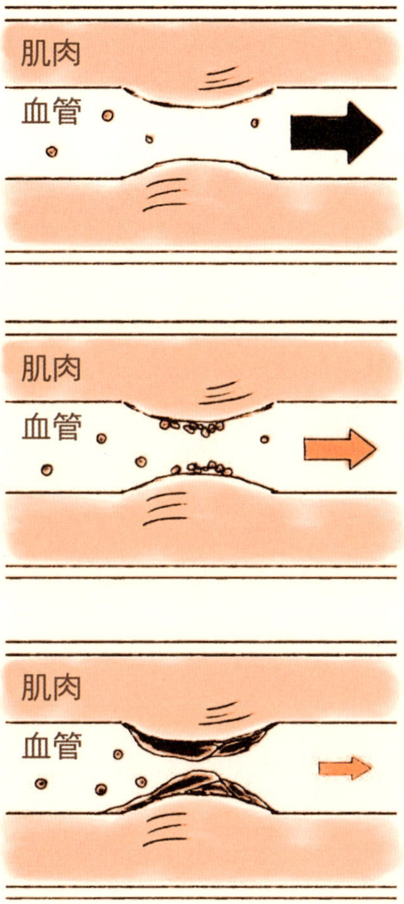

肌肉僵硬會引起「動脈硬化」

血管變硬變窄，「高血壓」也隨之而來

肌肉「僵硬」也是高血壓的元兇之一。

血管變窄後，心臟為了將血液輸送到身體的每個角落，便會提高「壓力」，因為血管一旦細化，一定要有更強的力量來推動血流。

而這股力量就是「血壓」。

因此，血管變窄必然會引起血壓升高。

舉個例子說明。當水管的口徑愈細，代表水的流量愈少，而為了讓水量增多，我們就會大大轉開水龍頭，增加推動水流的力量。血管也是以同樣的概念來運作。

心臟是推送血液的幫浦，它會拚了命地擠壓，只為將血液輸送到身體末端。而當肌肉僵硬、血流惡化時，血液便很難流動到手腳的每個角落，

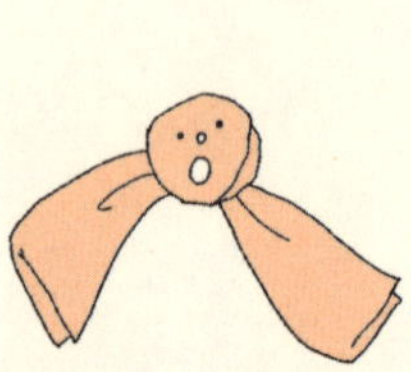

「高血壓」的形成

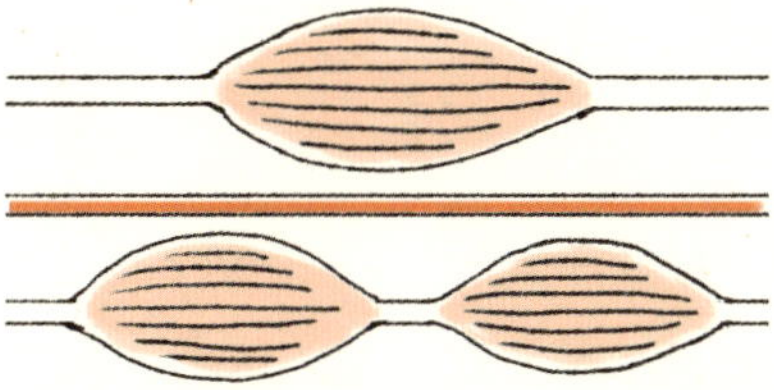

肌肉與血管正常時血管伸直，
心臟的負擔小，血壓不易上升。

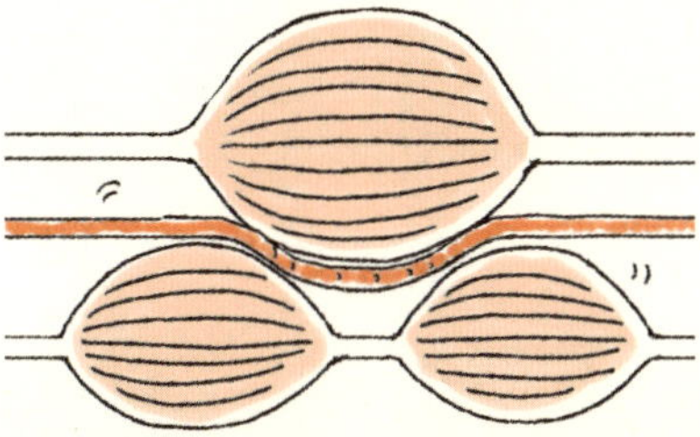

僵硬、膨脹的肌肉壓迫到血管，
增加心臟的負擔，血壓容易升高。

肌肉僵硬也會引起「高血壓」

為此，心臟就會更用力來輸送血流。

這樣的結果會如何呢？心臟會過度勞動，一股腦地把血液「快！快送出去！」導致負擔過重，使推送血液的壓力升高。而肌肉僵硬就是這樣引起高血壓的。

順帶一提，各位知道若血壓高時，溫暖手腳可以使血壓下降嗎？因為手腳變暖之後，肌肉會放鬆，使血流變順暢，推送血液的壓力自然就下降了。

僵硬、痠痛，正是「老化」的徵兆

不只疾病，「老化」最大的原因也是肌肉僵硬。

「啊？可是長壽一定會老化不是嗎？」

有些人可能會這麼認為。

確實，人從出生到死亡，每一年都會增長一歲，而且遺憾的是，不論如何富可敵國，也無法改變這個事實。

而隨著歲數年年增長，我們是不是也會一歲一歲地「老化」呢？

答案是「不」。老化與年齡並不一定成正比。

這是一個「人生九十才開始」的時代，在長壽的老者當中，有些人的肌膚仍然十分光滑，一點也不像超過百歲的人瑞。

而看看四周，同樣的年齡，有些人看起來年輕得驚人，有些則相反，

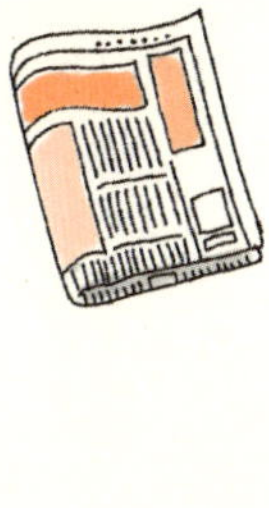

比實際年齡蒼老不少，差距之大令人錯愕：「我們真的同齡嗎？」

可見，即便經歷相同的年歲，「老化」進展的程度仍因人而異，但這差異是如何產生的呢？

可以肯定的是，不能以「人會隨著年齡老化」一言以蔽之。

那麼究竟何謂「老化」？

簡單來說，就是「人體細胞衰退」、「細胞活力降低」。

舉個例子，皮膚細胞約二十八天重新再生一次，稱為「再生週期」。每經過二十八天的週期，肌膚就會反覆分裂，生成新的細胞，於是老舊細胞便浮到表皮上，最後成為皮屑或廢物而剝落。

人體就像一座工廠，一直製造新的細胞讓老舊細胞脫落。每天，老舊細胞都會消失，並由新的細胞生成取代。

若老舊細胞與新細胞能順利接軌，就不會引起老化。

但在現實中，人體還是會老化。

原因之一就在「僵硬」。

僵硬與「老化」的關係

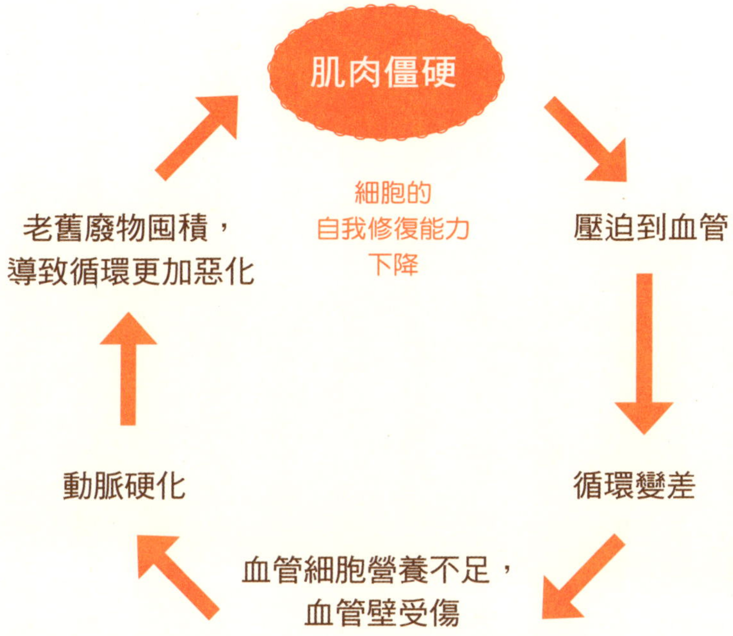

營養無法充分抵達細胞，
導致正常的再生週期難以運行，
使自我修復能力下降。

「老化」也是因肌肉僵硬而引起

血管的細胞會藉由血管內流動的血液來獲得養分，這代表**當肌肉僵硬使血流不順暢時，血管細胞能吸收的養分就會減少**，導致血管本身營養不良、衰弱。而為了修補血管，人體就會增加血管細胞，使血管增厚、變硬，這就是導致動脈硬化的其中一項因素。

當血管硬化、失去彈性時，血液循環也會逐漸惡化，使血流無法流遍身體的每個角落。

隨著細胞無法充分吸收養分，老舊廢物便無法排出而持續堆積，於是血流就更不順暢，營養更難到達……，引起「惡性循環」。

由於血流不順暢、營養不足、老舊廢物堆積，細胞便會失去活力，使自我修復能力逐漸下降。

當然，除了肌肉僵硬以外，紫外線、營養狀態、活性氧、壓力，以及細胞本來的壽命，都是使細胞活性衰退的要因，不過，從細胞的基礎生理學來看，循環障礙確實會使老舊細胞與新細胞無法順利接軌，導致細胞的活力下降，進而加速老化。

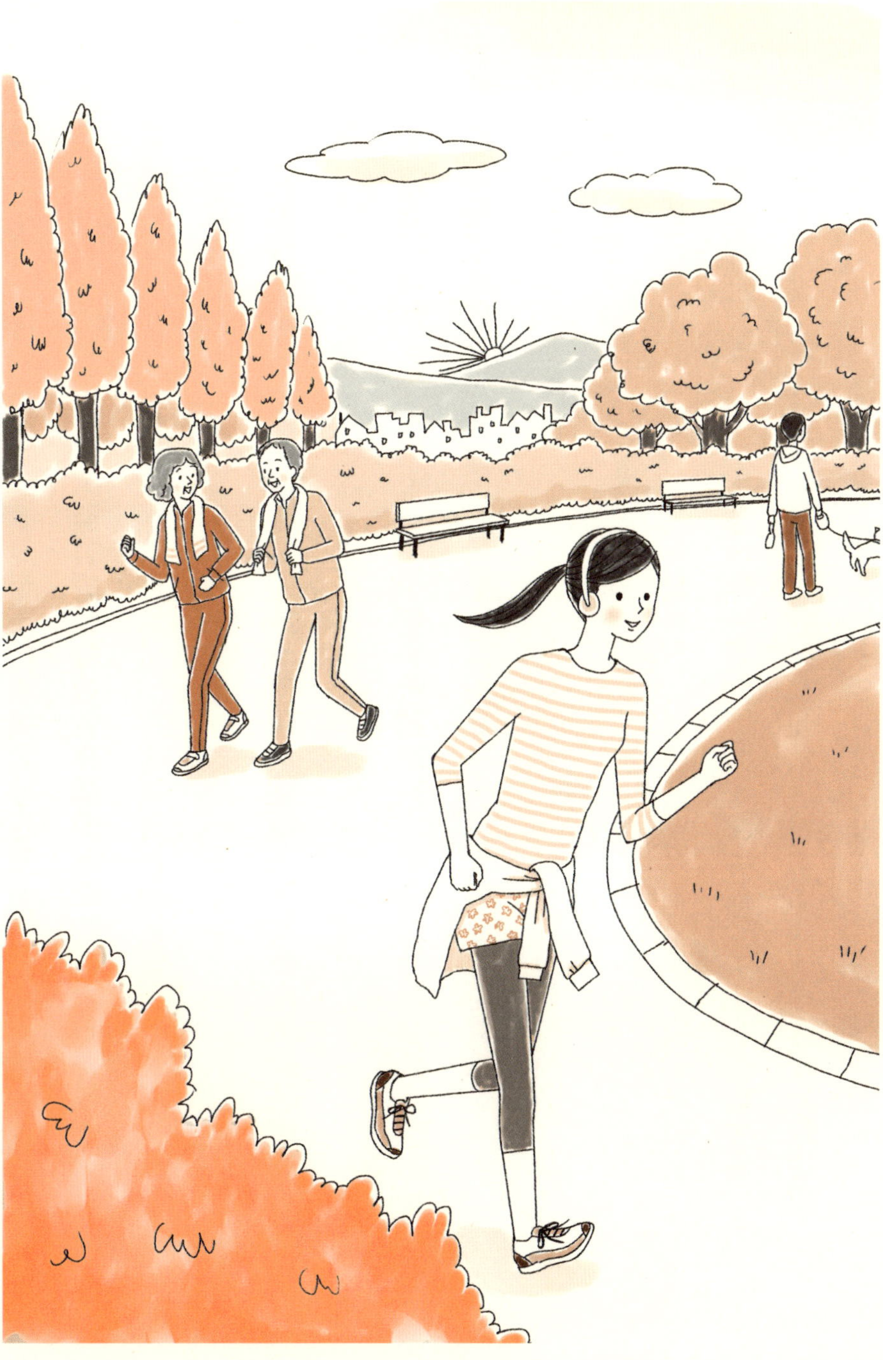

可見，實際導致老化的，其實不是年齡，而是肌肉「僵硬」。

因此，**即便年紀輕輕，倘若肩膀痠痛、身體很僵硬，就代表這個年輕人已經一腳邁入「老化」了**。若你覺得「我還年輕，不要緊」，卻已經有痠痛等症狀，就要特別注意。因為「僵硬、痠痛」正是「老化」的徵兆。

反過來說，即便年齡增長，若能改善肌肉的僵硬、痠痛，就能推遲細胞衰退，喚醒生命力、延緩老化。

所以，因為「已經到了這把年紀」而放棄對抗老化，是沒有必要的。藉由治療肌肉僵硬、痠痛，肌膚便能永保活力，帶來與老化絕緣的健康人生。

硬成一團的肌肉，讓你變成「歐巴桑體型」

肌肉僵硬還有一點令人避之惟恐不及，那就是會導致「身材走樣」。

請想像平日有在鍛鍊身體的男性的手臂，例如健美先生，他們的手臂非常粗壯，當手臂用力時，肱二頭肌就會像駱駝的駝峰一樣，結成硬硬的一球。

我在前面的章節說過，肌肉變硬是肌肉暫時收縮的狀態，而收縮的同時，肌肉的體積也會短時間膨脹。

因此，當手臂用力時，手臂的肌肉隆起是正常現象。

然而，一旦肌肉僵硬，即便不出力，肌肉也會持續收縮，明明什麼也沒做，肌肉也會隆起、縮成一團，無法舒緩。

這樣的狀態將壓迫血管，產生循環障礙，引發水腫，使身材走樣。

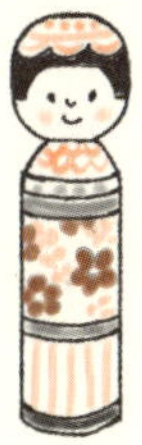

而這並不僅限於手臂。

身體其他部位的肌肉一旦硬化，同樣會隆起成一團。就連臀部、雙腿、腹部也是，肌肉僵硬會隆起，使身材看起來變壯。

當我們透過運動鍛鍊肌肉時，健康的肌肉會增加、膨脹，這是沒有問題的；但若上臂、臀部、小腿肚，甚至是小腹，明明沒有鍛鍊卻也變壯，這可一點也不令人高興。

因為僵硬的肌肉，確實會使身體線條走樣。

換個說法，就是身體失去了柔軟度，身材也變得臃腫。如果肩膀很結實、腰很苗條、臀部又翹，這樣「凹凸有致」的曲線自然很美好，但若不是，可不是什麼愉快的經驗。

請想像一下一流運動員的身影，不論是馬拉松選手或棒球選手，只要是長期活躍的現役運動員，都擁有結實好看的身材。

順帶一提，一流運動員很少受傷，總是能以漂亮的姿勢完成動作，那是因為他們的肌肉是隨著運動暫時變硬，而非「僵硬」，而且時間過去就會恢復柔軟。

運動員的體態看起來雖然結實，實際上肌肉卻很柔軟，一點也不「僵硬」。正因為不僵硬，才能善用全身的肌肉，取得優異的成績。

肌肉僵硬與「身材走樣」的關聯性

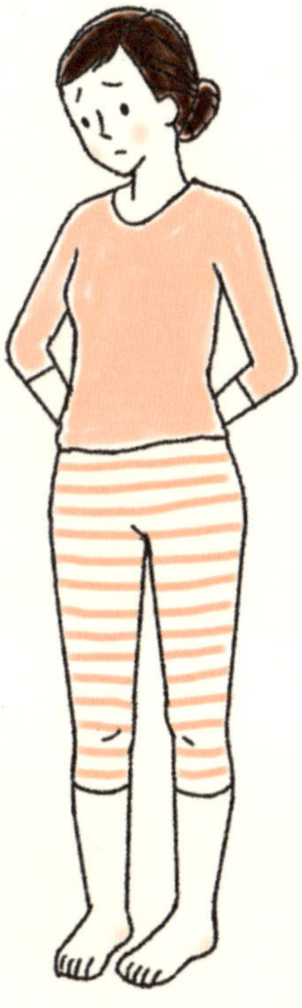
身材因肌肉僵硬走樣時
肌肉無法正常舒緩，
即使什麼都沒做也照樣隆起，
導致外表肥胖、變形。

肌肉僵硬導致「身材走樣」

「大腿肥胖又緊繃」，都是穿高跟鞋惹的禍

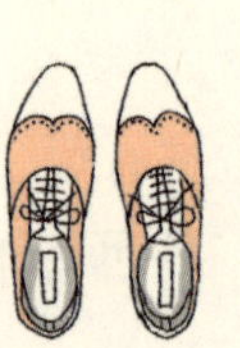

最近的年輕人雙腿特別修長、筆直，讓人覺得「身材真好啊」，但詢問本人後，對方通常會透露許多關於體態方面的抱怨與煩惱。

例如，「上半身很瘦，可是下半身很胖」，或是「手臂太粗」、「大腿很胖，就是瘦不下來」……許多人都對身材比例是否均勻而大傷腦筋。

尤其，來我這兒諮詢的患者當中，最多人抱怨的就是「大腿太胖」。大腿畢竟是「大」腿，總有一定的豐腴感，但與腳踝、膝蓋的粗細相比，還是有很多人覺得不均勻、太胖。

那麼，大腿肥胖的原因究竟是什麼呢？

最主要的原因是穿著「高跟鞋」。

高跟鞋的鞋跟從三公分到十公分不等，穿著時腳會自然往上抬，形成

「踮腳尖」走路的狀態。

穿著高跟鞋步行時，重心會落在前掌，此時身體為了取得平衡，腹部會往外突出，膝蓋也會彎曲。**像這樣彎曲膝蓋走路的人，幾乎都會對大腿外側加重負擔，倘若每天持續穿高跟鞋，大腿外側的肌肉就會疲勞、受傷而逐漸僵硬，最後凝結成痠痛**。

接著，肌肉會壓迫血管，使血流不順暢而形成水腫，因此大腿肌肉的體積便會膨脹，一旦變成慢性，還會使膝蓋往外張開，形成「外八」。

看看在街上行走的人，經常可以發現身材高䠷，卻因穿著高跟鞋而導致走路時膝蓋彎曲的女性，難得的好身材都因這種不良走姿而浪費了，重點是還會導致大腿異常膨脹，實在是有百害而無一利。

而戒掉高跟鞋，改穿便於行走的低跟平底鞋或運動鞋的人，則紛紛表示：「大腿變細了」、「大腿不緊繃、不僵硬了，變得很柔軟，而且似乎瘦了」、「腿好像變直了」，這些都是佐證。

可見，為打扮而穿的鞋子，也是使雙腿肌肉僵硬、痠痛的元兇之一。

「可是不能穿運動鞋去公司啊」，相信一定有人有這樣的煩惱。

此時可以試著在抵達公司前穿運動鞋，進了辦公室再改穿跟鞋，而且不要每天穿高跟鞋，最多一週兩次，剩下的時間可以改穿好走的鞋子，讓僵硬的腿部肌肉放鬆舒緩。

若大腿已經過度僵硬，想盡快改善，則可進行第72頁的大腿外側壓迫法，相信會有意想不到的效果。

其實在國外，經常可見穿西裝配運動鞋通勤的上班族，他們精神抖擻、大步邁開的姿態非常帥氣，相信這些人的大腿很少浮腫，雙腿也很筆直修長。

順帶一提，行走時腹部突出，容易對腰部造成負擔，進而引發腰痛。

你是用什麼樣的方式走路呢？下次不妨對著櫥窗或穿衣鏡看看自己走路的姿勢，若走路時膝蓋彎曲，就要特別留意了。

想解決「水腫」問題，先放鬆僵硬肌肉

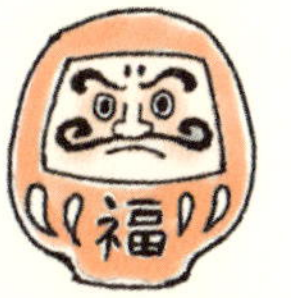

「最近水沒有喝太多，臉卻很容易浮腫。」

「感覺臉的輪廓圓圓胖胖的。」

「晚上脫掉襪子的時候，腿上有很明顯的勒痕。」

「體重沒變，卻被人問『你是不是變胖了？』」

應該不少人有這些煩惱吧？

這些很有可能是由「水腫」所造成的。

而水腫，則跟肌肉「僵硬」息息相關。

將血液從心臟輸出的管道稱為「動脈」，而供給細胞營養、回收老舊廢棄物到心臟的血液管道，則稱為「靜脈」。沒有回收乾淨的老舊廢棄物、脂質、蛋白質，會經由淋巴管回到靜脈。

當僵硬的肌肉壓迫血管，使血液循環惡化時，心臟會加強推擠血液的力道，但由於血管被僵硬的肌肉壓住了，因此血液無法順暢流通，加上回到心臟的「靜脈」也被壓迫住，使血液回流時產生困難，於是無法回收乾淨的老舊廢棄物便增加了。同時，由於淋巴管也被壓迫，流動不順暢，組織間隙裡的淋巴液就會滯留，導致膨脹，這種現象稱為「水腫」。

有些人即便以按摩淋巴來消除水腫，過沒多久就又恢復原狀，那就表示臉部周遭的肌肉已經僵硬了。

請試著摸摸看臉部周遭的肌肉，有沒有哪些地方又硬又腫呢？那就是造成「水腫」的原因。**只要這裡的僵硬沒有舒緩，不論再如何勤於淋巴按摩，很遺憾，浮腫仍然不會消失。**

還有一個問題，就是水腫慢性化。倘若一直放著水腫不管，想著「應該不知不覺就會好了」，纖維組織便會聚攏、僵硬，而僵硬的水腫則會慢性化，開始發炎、疼痛。

一旦浮腫的部分硬化，只做簡單的按摩就很難改善了。原本只是暫時

肌肉僵硬與「水腫」的關係

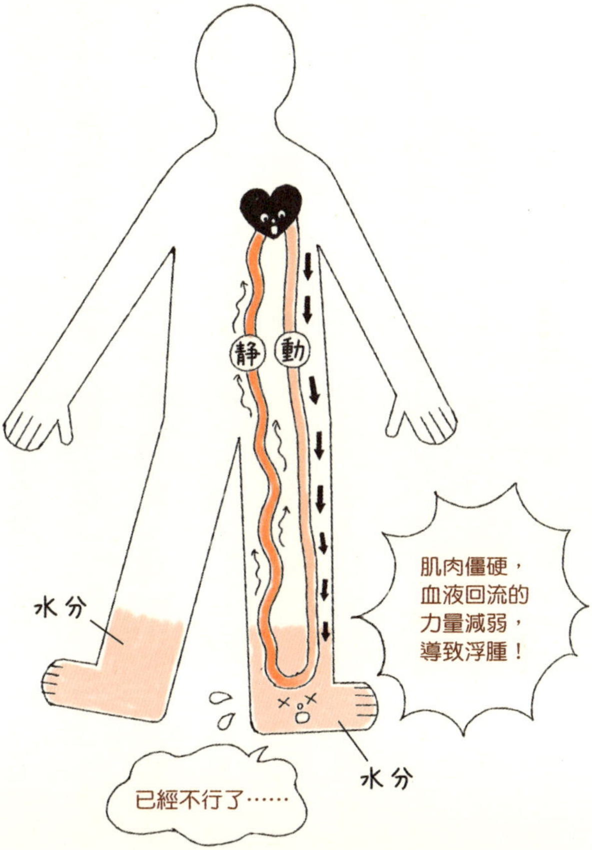

正常時，血液會通過動脈，流遍微血管，
並透過肌肉推擠的力量流過靜脈，回到心臟，不斷循環。
因此，一旦肌肉僵硬，營養與水分就不能順利回流，
進而形成水腫。

肌肉僵硬也會引起「水腫」

的浮腫，總有一天會變成「老是浮腫」或「浮腫很正常」。

這全都是由肌肉「僵硬」所引起的。

順帶一提，某位很受歡迎的女性合唱團成員，曾來到我的會館，告訴我她很在意臉部浮腫，曾去過許多按摩中心或美容院，但都沒有好轉。

我請她讓我看看她的臉，發現顴骨周遭特別僵硬。為此，她多次來訪，直到臉部的僵硬舒緩了，整張臉都放鬆了，看起來整個小了一圈。

她本人對此非常滿意，之後，粉絲更紛紛討論「她瘦了」、「臉變小了」，甚至有人認為她去整形，可見效果驚人。

「代謝差、易發胖」，也跟肌肉狀態有關係

我們常說年紀愈大愈容易發胖，是因為「新陳代謝愈來愈差」，但這並不能全部歸咎在年齡上。

即便是年輕人，若肌肉僵硬，同樣容易發胖。

「以前就算體重稍微增加，也會馬上瘦回來，可是最近增加後就瘦不回去了。」有上述現象的人要小心了，肌肉僵硬很可能就是問題所在。

倘若肌肉的收縮與放鬆能正常進行，血液就能正常循環回心臟，使全身血流通暢，促進身體細胞與組織的新陳代謝，而吃進的營養也能確實被帶往細胞，燃燒過後形成能量。

然而，一旦肌肉僵硬、血液循環惡化、氧氣的供給趕不上時，營養就無法完全燃燒。這些燃燒不完全的營養會暫時以「脂肪」型態囤積起來。

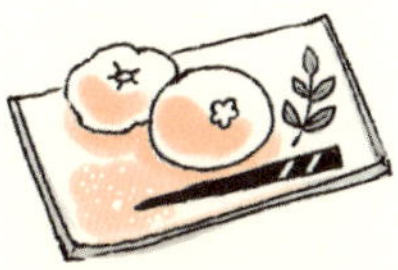

而當累積過多，就會形成「肥胖」。

尤其是有「就算減肥，下半身和肚子也瘦不下來」、「雖然瘦了，但只有胸部變小，臉還是一樣腫」、「最近手臂變胖了，都不敢穿無袖」等肥胖問題的人，請摸摸看自己的身體。

你在意的這些地方，周遭的肌肉一定有僵硬、痠痛。

年紀變大，愈來愈容易發胖，其實是因為隨著年紀增長，肌肉僵硬的部位愈來愈多，導致血液循環逐漸惡化，新陳代謝無法正常運行所致。

當肌肉的「僵硬」隨著長年累積而變得慢性化，就會更加僵硬，使血液循環惡化；然後肌肉更加僵硬，血液循環更加惡化，變得更容易發胖……就這樣反覆地惡性循環。

肌肉功能衰退會使「臉部下垂、皺紋增多」

肌肉僵硬還會使臉部「鬆弛」，產生「皺紋」，非常可怕。

隨著年紀增長，臉部鬆弛與皺紋會愈來愈令人在意，由於臉是人們目光停留的第一個地方，只要鬆弛或有皺紋，就會給人蒼老的印象。相信不少人為了減緩臉部的鬆弛與皺紋，會使用高級保養品按摩、上美容院保養、敷面膜，日以繼夜、努力不懈。

其實造成鬆弛的元兇，正是肌肉「僵硬」。

一般而言，鬆弛的主要因素有三點：

一是由表皮細胞衰弱所引起。

二是由脂肪囤積、浮腫，不堪重力負荷而引起。

三是由支撐皮膚的肌肉功能衰退所引起。

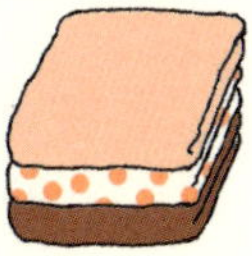

皮膚鬆弛的三大原因

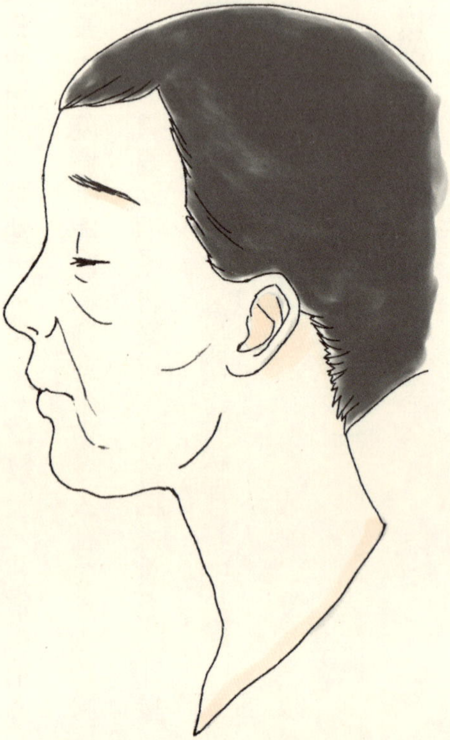

❶ 由表皮細胞衰弱所引起。
❷ 由脂肪囤積或浮腫、不堪重力負荷所引起。
❸ 由支撐皮膚的肌肉功能衰退所引起。

這三種因素歸根究柢，都來自於肌肉「僵硬」。

首先當肌肉僵硬時，血管會受到壓迫，使肌膚細胞無法吸收到充足的養分，老舊廢物也無法順利排出。當上述情況發生時，皮膚生成玻尿酸、膠原蛋白等保濕彈力成份的功能便會退化，使細胞衰老、緊緻與彈性降低，進而鬆弛。

接著，由於肌肉僵硬會導致新陳代謝惡化，脂肪很容易囤積，加上血液循環變差、產生浮腫，臉就不堪重力而變得容易鬆弛了。

再來，肌肉僵硬也會導致肌肉本身的功能衰退。

當僵硬慢性化、肌肉功能衰退時，表皮便無法承受重力而逐漸鬆弛。尤其到了中高年以後，皮膚甚至會下垂、堆積在某一處，與其他皮膚重疊，這個重疊的範圍會僵化、固定，形成「皺紋」。

也就是說，一旦任令臉部肌肉僵硬不管，就很容易鬆弛或產生皺紋。

人的臉上有塊叫做「表情肌」的肌肉，它的一端連接著骨頭（頭蓋骨），另一端連接著表皮，藉由這塊肌肉的收縮、鬆弛，人便能做出歡

僵硬與「鬆弛」、「皺紋」的關係

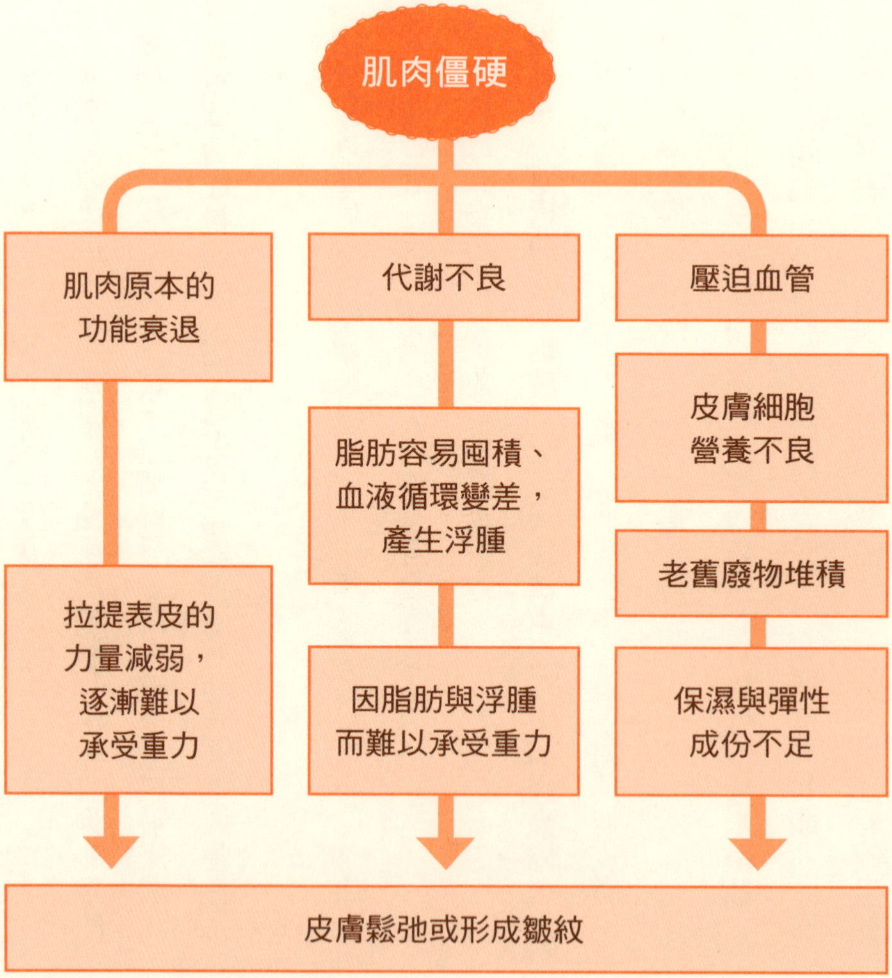

「鬆弛」和「皺紋」也會因肌肉僵硬而引起

笑、憤怒、哭泣、悲傷等表情。

那麼，當這塊肌肉僵硬時，會發生什麼事呢？

首先，表情會僵硬，因為表情肌無法順利運作，使得我們面無表情。接著，由於僵硬會導致肌肉無法左右對稱，臉部會扭曲、不協調，最後產生「皺紋」。換句話說，臉部扭曲與皺紋也和顏面肌肉的「僵硬」大有關聯。

消除僵硬，是最有效的「逆齡活力養成術」

至此，我們已經針對肌肉僵硬會對身體產生哪些影響，進行了充分的說明。不過，相信各位也已經清楚瞭解到，「肩膀變硬了」、「最近身體很痠痛」可不是用一句話就能帶過的。「僵硬、痠痛」不只是身體不舒服的原因，與外表的「老化」也息息相關，我希望大家能理解這一點。

所謂外表老化，就是「看起來變老了」。一樣的年齡，外表卻大不相同，有些人是「咦，她才五十歲？我還以為已經年過六十了呢。」有些人則是「咦，她已經五十歲了？看起來好年輕，說三十歲我都相信呢。」

那麼，「僵硬」又是如何影響外表的呢？

嚴格來說，外表的變化會因年齡而異。

二十到四十歲世代的人肌肉僵硬時，肌肉會膨脹、浮腫，形成局部肥胖。

而五十到六十歲世代的人，則除了浮腫以外，還容易變胖，導致關節扭曲、變形。

到了七十歲以後，則會出現身高萎縮、身材變瘦、皮膚鬆弛等現象。

可見肌肉僵硬並逐漸老化的過程，會隨著年齡而持續產生不同的變化。

若你正值二十到四十歲世代，那麼僵硬會使你的肌肉收縮、變短、體積膨脹，進而壓迫到血管，形成水腫，當然，代謝也會跟著惡化而容易發胖。

這個時期的僵硬，只會發生在局部，不會全身上下同時形成，因此當特定部位僵硬時，便會產生「局部肥胖」。

肌肉僵硬雖然會使該部位輕微發炎，但此時僵硬還沒有那麼頑強，大概是「最近肩膀有點僵硬」、「開始會腰痛了」的程度，只要藉由體操、運動，都能改善僵硬，相對簡單。

位於此年齡層的人，建議先觀察自己的身體，檢查看看是不是開始肩膀僵硬、腰痛，下半身與上臂是否容易浮腫，脂肪是不是變得容易囤積。

若你正為「減肥時，臉和胸部一帶會稍微瘦下來，但下半身與手臂仍然紋風不動」所苦，那麼原因很可能就出在肌肉僵硬上，換言之，就是已經步入「老化」了。

不過，這段時期仍可藉由按摩、泡澡來加速血液循環，相較之下，肌肉僵硬比較容易改善。

到了四十到五十歲世代，從二十到三十歲世代開始的肌肉僵硬就會擴大範圍，變得比較頑強。相反的，肌肉僵硬所造成的體積膨脹也會稍微縮小，這代表與三十歲世代時相比，肌肉變得更硬、縮得更小了。當我們用力握緊拳頭時，拳頭會變硬，並且縮小，肌肉僵硬也是出自同樣的道理。

除此之外，因肌肉僵硬所引起的發炎也會變嚴重，使新陳代謝惡化，於是就變得愈來愈容易肥胖。加上全身都僵硬了，脂肪就會到處囤積，**導**

致全身上下一起變胖，形成「歐巴桑體型」。

而且，由於新陳代謝惡化，即便減肥也很難瘦下來，因此經常可以聽到有人抱怨：「年輕時就算吃太多，只要隔天控制飲食，馬上就能瘦回來；現在不管怎麼節食，都沒有效果。」

另外，由於肌肉收縮、發炎惡化，肩膀痠痛與腰痛就會頻頻發生，甚至連關節也開始扭曲。**具體而言，就是即便按摩也會立刻恢復僵硬**或產生O型腿，去整骨時則會被推拿師說「骨盆歪了」。

此外，隨著新陳代謝下降，體內的老舊廢物會逐漸堆積，使小腹突出，而**由於肌肉功能衰退，不堪重力負荷，就會難以支撐囤滿脂肪的皮膚，產生「鬆弛」**。

一旦進入這個階段，就一定會發憤圖強，告訴自己：「好！我一定要改善身體！」但現實卻是即便減肥、加強運動，仍然無法改善，可見必須先將身體的「僵硬」舒解開來。

到了六十歲後，僵硬的肌肉會開始萎縮，換言之，就是邁入肌肉老化的階段。所謂肌肉老化，就是肌肉變得瘦小，逐漸縮短、變細。

當肌肉本身開始老化後，由於肌肉會縮短變細，因此肌肉就會減少，使得肌肉原本的功能——「動作」產生障礙；而除了動作變慢，爆發力、持久力、調節力降低以外，由於肌肉本身減少，新陳代謝功能也會降低，導致脂肪囤積、不堪重力，難以支撐皮膚，全身的肉開始下垂。

肌肉本身縮水，將使身體的扭曲日益嚴重，例如關節變形、衰退，產生關節疼痛。此時最重要的就是先緩解肌肉的「僵硬、痠痛」。由於僵硬已經相當嚴重了，必須一點一滴、緩慢地讓收縮的肌肉伸展開來。

肌肉會像這樣隨著年齡老化，對外表造成影響，彷彿一顆擺在桌上的蘋果，隨著時間流逝，內部的果實會萎縮，表皮變得皺巴巴的。

不過，蘋果與人類不同的地方，在於**蘋果一旦變皺，就幾乎不可能復元；但人類只要將肌肉的「僵硬」消除，是很可能復元的。**

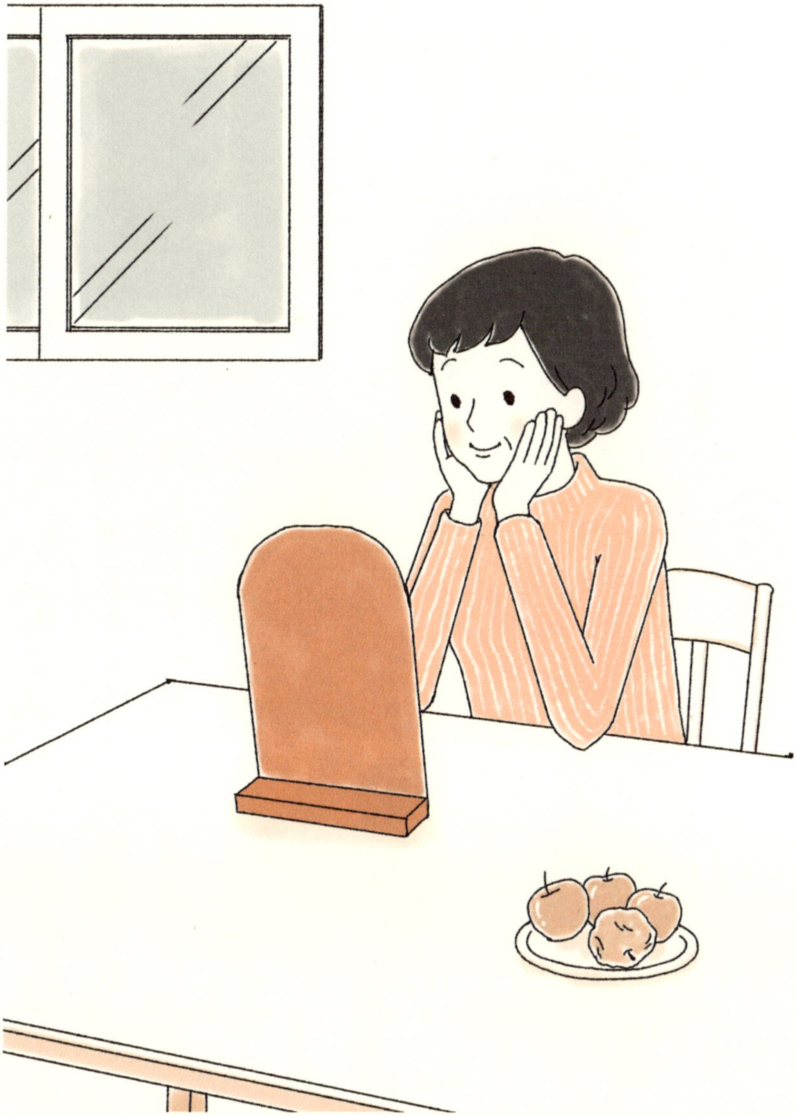

推薦給不同的年齡層！

分齡深肌舒緩法
30-40歲世代

以下介紹能預防疾病與老化，
並適合30～40歲世代的毛巾結壓迫法。

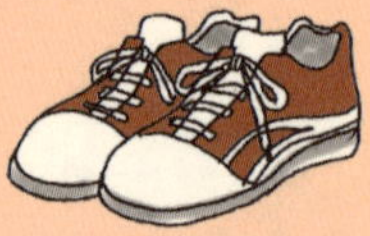

〔症狀別壓迫法－05〕

手臂痠麻、肩膀痠痛、五十肩

毛巾結的尺寸｜大

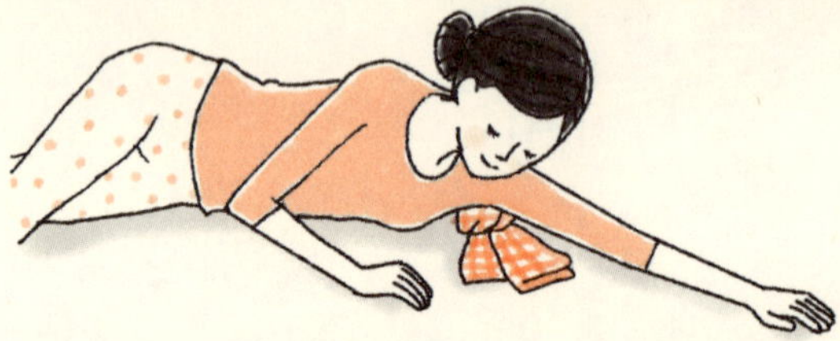

① 將手從另一邊的腋下穿過，握住肩胛骨的外緣，確認肌肉的情況。

② 趴下後，將毛巾滑入肩胛骨外側的大圓肌，以及肩胛骨和脊椎間隙中的肩胛下肌進行壓迫，維持5秒鐘。

〔症狀別壓迫法－16〕

腰痛、生理痛、漏尿、便秘

毛巾結的尺寸 | 大

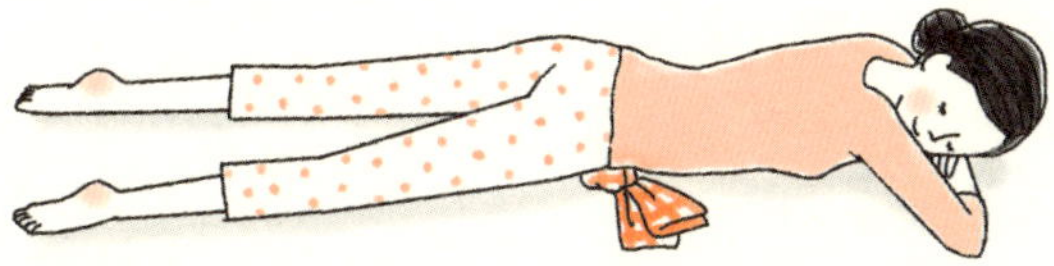

① 將毛巾放在地板上趴下，讓毛巾對準鼠蹊部上方滑入骨盆內側，雙腿微微朝外，維持5秒鐘。

② 往骨盆內側施壓。

〔症狀別壓迫法－17〕

改善足部浮腫、強化腰腿

毛巾結的尺寸 | 大

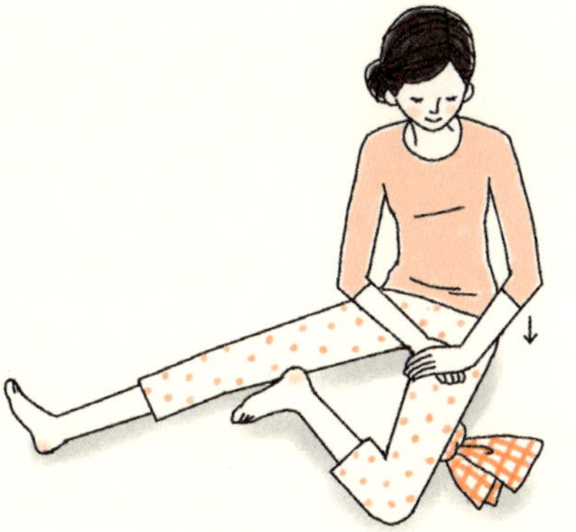

① 盤腿後，將毛巾壓在左邊大腿外側下方，維持5秒鐘。

② 右腳和①一樣進行相同的步驟。

推薦給不同的年齡層！

分齡深肌舒緩法
50-60歲世代

以下介紹能預防疾病與老化，
並適合50～60歲世代的毛巾結壓迫法。

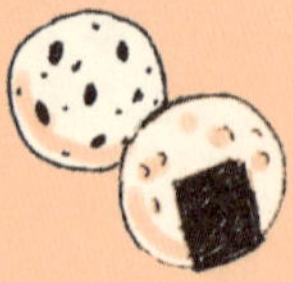

〔症狀別壓迫法－07〕

腰部及肩胛骨周圍的疼痛、僵硬

毛巾結的尺寸 | 大

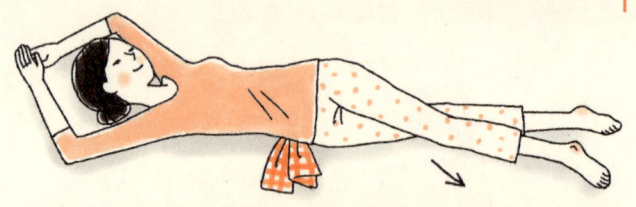

① 確認脊椎的位置，將毛巾壓在脊椎右側邊緣，左腳從大腿內側和右腳交叉，維持5秒鐘。

② 將毛巾壓在脊椎左側邊緣，右腳從大腿內側和左腳交叉，維持5秒鐘。

〔症狀別壓迫法－10〕

腰痛、膝蓋痛、髖關節痛

毛巾結的尺寸｜大

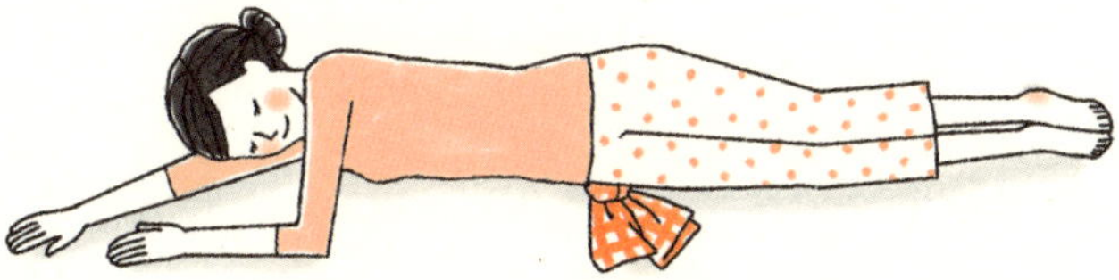

①先用手確認骨盆的位置，然後躺向左側，讓毛巾壓在左邊的骨盆上，維持5秒鐘。

②接著躺向右側，與①相同，讓毛巾壓在右邊的骨盆上，維持5秒鐘。

〔症狀別壓迫法－12〕

坐骨神經痛、膝蓋內側痛

毛巾結的尺寸｜大

①將毛巾放在地板上，對準左腿從臀部後方的坐骨延伸到膝蓋後方的肌肉（腿後腱）坐下，維持5秒鐘。

②對準右腿從臀部後方的坐骨延伸到膝蓋後方的肌肉（腿後腱）坐下，維持5秒鐘。

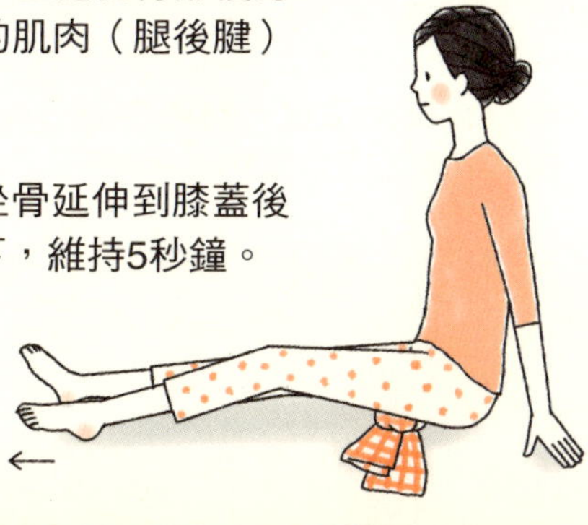

推薦給不同的年齡層！

分齡深肌舒緩法
70歲世代

以下介紹能預防疾病與老化，
並適合70歲世代的毛巾結壓迫法。

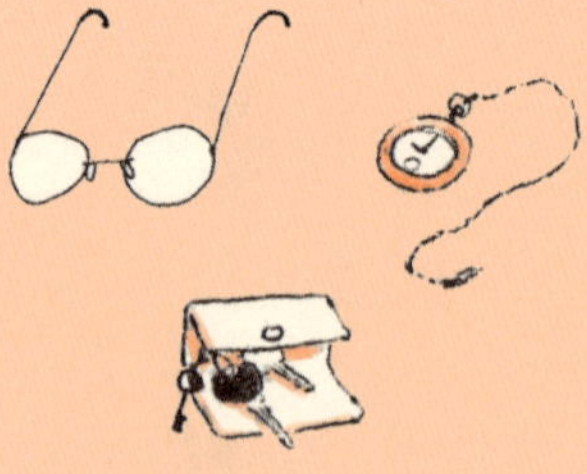

〔症狀別壓迫法 – 03〕

矯正彎腰與姿勢不良

毛巾結的尺寸 | 小

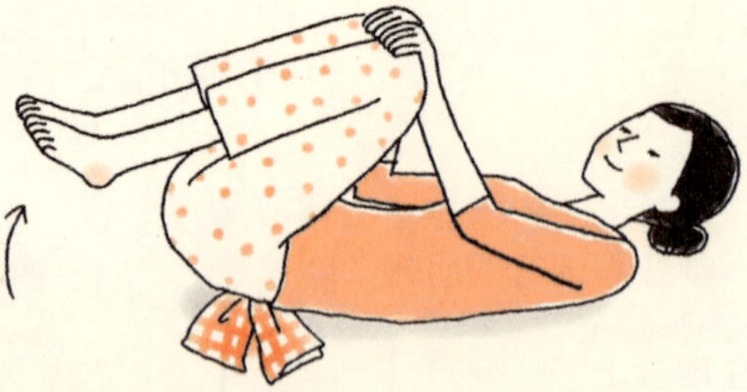

① 確認脊椎的位置，將毛巾結放在脊椎與骨盆相連的部位周邊，維持5秒鐘。

〔症狀別壓迫法－18〕

足部浮腫、膝關節內側痛

毛巾結的尺寸｜小

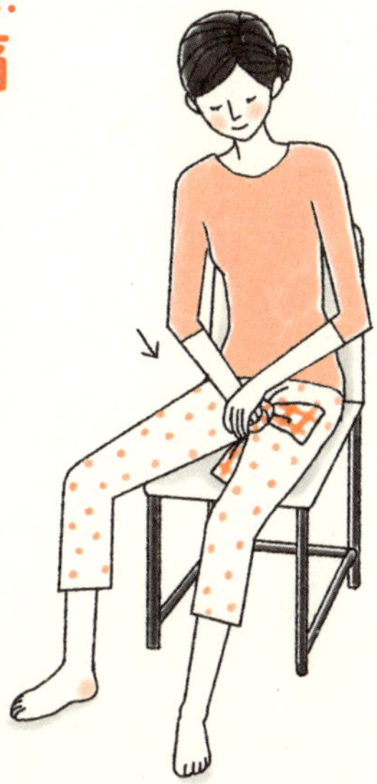

① 坐在椅子或地板上，伸出腳來，用毛巾沿著大腿根部到膝蓋前，按壓大腿的正面與內側，每次停留5秒。

〔症狀別壓迫法－19〕

下半身疲勞、腳底痛

毛巾結的尺寸｜大

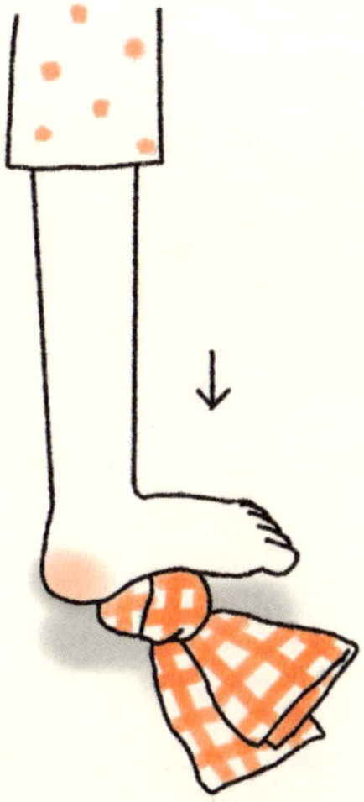

① 將毛巾放在地板上，用腳踏毛巾，按摩腳底的每個部位。

第4章

破除「痠痛」迷思，重新認識你的身體！

疼痛消失等於「治好了」是錯誤的觀念，
真正的情形是疼痛的源頭——僵硬的肌肉，
被深埋在體內，藏起來了。

過度的激烈運動，會加快老化速度！

為了身體健康，人一定得運動。

大家聽了可能會覺得「這不是理所當然的嗎？」但我想強調的是「適度運動的重要性」。對於以奧運為目標的選手以及職業運動員而言，「不進行激烈運動，實力便無法增強，沒辦法贏得好成績」，但這畢竟只是一部分人而已。

從抗老化醫學的觀點來看，**過度激烈運動**，**反而會加速「老化」**。從事困難的運動，不但會導致肌肉受傷、僵硬，還會對身體造成過度負擔，使活性氧增加，傷害周遭的細胞。

當然，運動後按摩，徹底調整血液循環，的確能修復受損的細胞、舒緩肌肉，消除僵硬、痠痛。

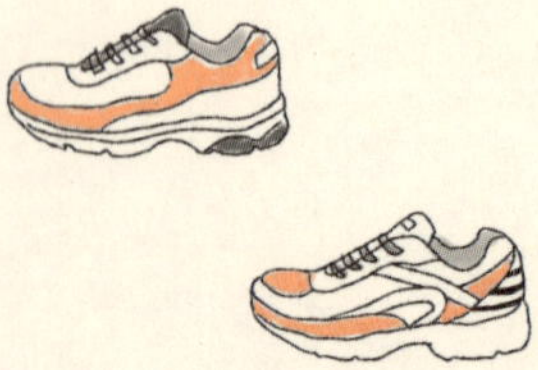

可是，絕大多數的人在運動後並不會充分按摩，於是僵硬的肌肉就被放著不管。若是熱愛運動的人，隔天運動時，肌肉就會在緊張的狀態下再度運動。

如此反覆下來，會發生什麼事呢？

一開始只有肌肉痠痛，嚴重時就會出現「運動傷害」。有些人即便經常運動，卻也患有「膝蓋疼痛」、「脖子痠痛」、「肩膀和腰痛」等毛病，這就是「運動傷害」的一種。

一般而言，運動能提高肌肉柔軟度，但若在肌肉僵硬的狀態下運動，則會產生兩種情況。這兩種情況又分為好的與不好的。

當強制運動加速血液循環、使僵硬部位充滿血液時，肌肉便會放鬆，這屬於「好的情況」，運動能治療肌肉痠痛就是出自這樣的原理。

然而，運動卻不一定總是帶來如此正面的效果。

有時僵硬的部位會變得更嚴重，甚至引起發炎，產生「疼痛」，這就是「不好的情況」。此時若勉強持續運動，身體便會引起防禦反應，讓疼痛部位周遭的肌肉僵硬，藉此制止其繼續活動。

有些人儘管疼痛也會持續運動，因為「運動之後自然就會好了」。那是因為藉由運動，受損部位會被周圍的肌肉保護起來，使疼痛暫時消失。

但這並不代表肌肉痠痛已經復元了，疼痛消失等於「治好了」是錯誤的觀念。真正的情形是疼痛的源頭——僵硬的肌肉，被深埋在體內，藏起來了。

在肌肉依舊僵硬的情況下持續運動，僵硬的肌肉就會不得動彈，逐漸失去原本的功能。接著，僵硬的部位與柔軟的部位會產生落差，使身體陷入極度不平衡的狀態。

高爾夫球的揮桿就是個簡單好懂的例子。

若忽略肌肉僵硬所造成的身體不平衡，執意練習，身體就會在僵硬肌肉與放鬆肌肉混雜交錯的狀態下學習如何揮桿。此時不論怎麼練習，因為無法順利使用肌肉，根本不可能做出正確動作。想當然耳，球飛出去的距離不但拉不遠，而且愈是練習，球反而愈飛愈歪。若你有著「不論怎麼練

肌肉僵硬與「運動傷害」的關聯性

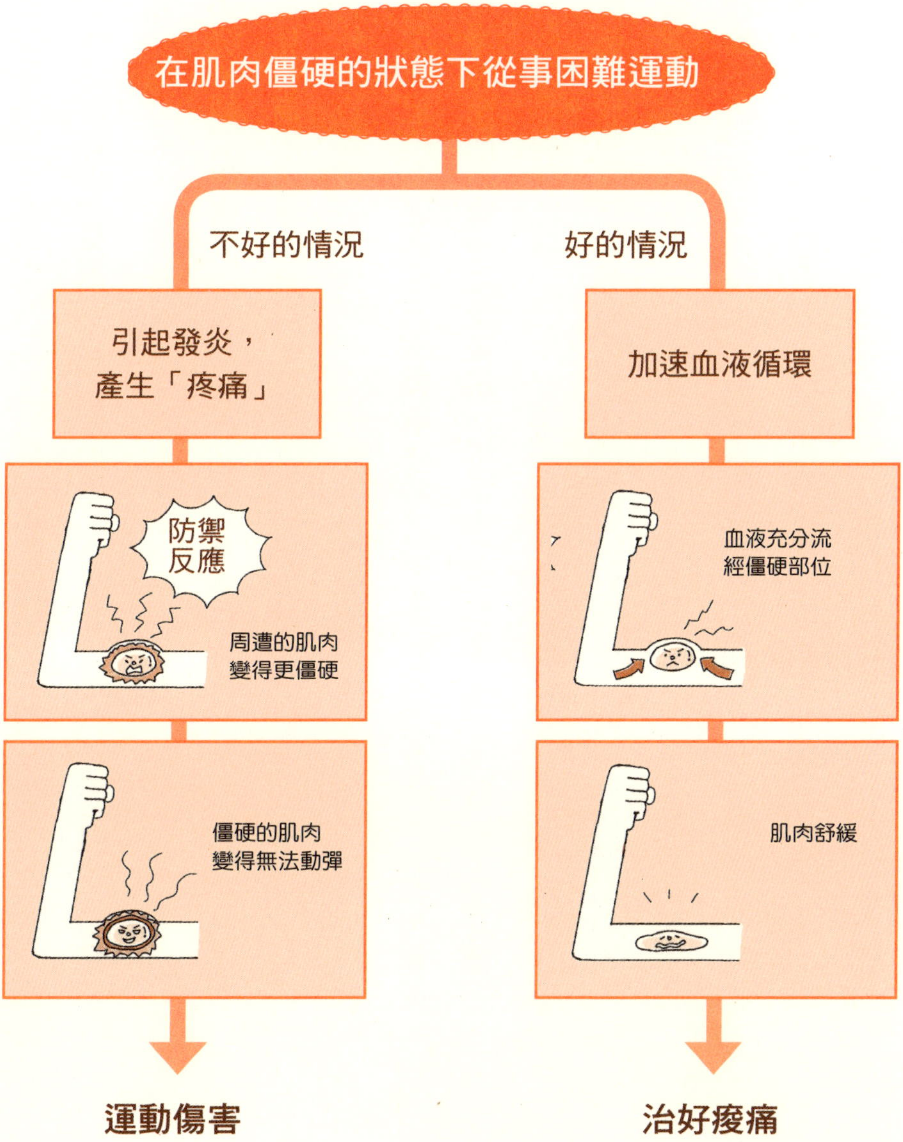

都練不好」、「一直重複練習，卻都無法進步」、「都已經忍耐腰痛來練習了，球反而愈來愈飛不出去」等煩惱，那最好先懷疑是否為肌肉僵硬搞的鬼。

不先舒緩肌肉僵硬，就無法以正確的姿勢揮桿。可見打高爾夫球的成績，也會受到「肌肉僵硬」影響。

此外，若放著肌肉僵硬不管，身體就會失去平衡。勉強自己持續運動，將導致僵硬部位和柔軟部位的界線，以及僵硬的肌肉本身愈來愈衰弱，最後斷裂。

「阿基里斯腱」斷裂就是這樣發生的。嚴重閃到腰，也是因為肌肉僵硬所引起。放著僵硬的肌肉不管，便會造成這麼嚴重的損傷與運動傷害。肌肉僵硬的危險性實在不容小覷。

因此，各位在運動時，一定要先讓身體變柔軟。

這比突如其來的練習能更快進入狀況，尤其對上了年紀的人而言，還能避免身體受傷的風險。

若你想讓孩子變成運動高手，就從讓孩子的身體變得柔軟、有彈性開始吧。

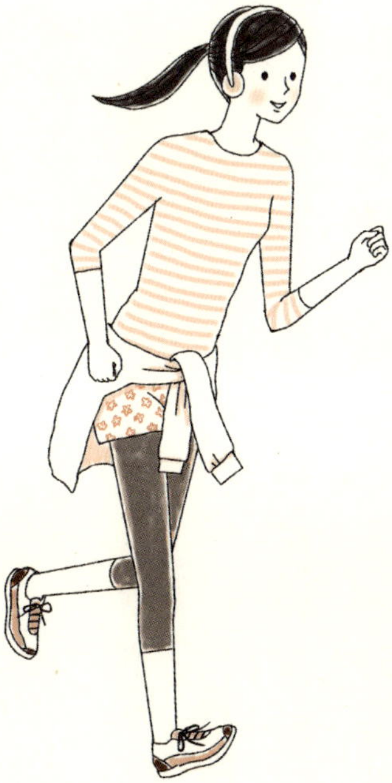

錯誤的肌肉伸展，反而增加健康風險！

在前一個小節我們已經談過適度運動的重要性了。

那麼，到底什麼程度的運動量叫做「適度」呢？對你來說，適度的運動又要如何拿捏呢？

其實，要掌握一個人適當的運動量是很困難的，若不個別測量很難知道。

不過，若是收音機體操或伸展操這類熱身運動，相信對任何人來說都不會太困難。而且收音機體操與肌肉伸展操對於防止老化來說，也是非常適合的運動。

那麼，關於肌肉伸展的方法，一般又會怎麼進行呢？

大部分的人會將手臂、肩膀一帶的肌肉拉開，或將身體向前彎，伸展

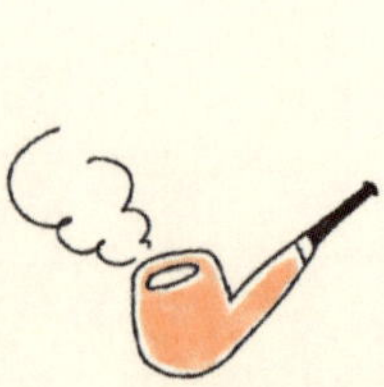

雙腿與膝蓋緊繃的肌肉。

肌肉伸展的目的，就是「拉開肌肉」，這點無庸置疑。然而，這樣的伸展方式卻大有問題，因為**一般進行的肌肉伸展操，實際上反而常造成肌肉收縮**。

「咦？我把肌肉拉開了，為什麼不會伸展，反而收縮？」或許你也有這樣的疑問，而會這樣想，其實是很正常的。因為「肌肉伸展」這個名詞，本身就帶有延伸、拉長的意思，伸展後反而收縮，確實會讓人百思不得其解。

一般進行的肌肉伸展操，都不需要花太長的時間，可是這樣在很短的時間內完成伸展，反而會用力拉扯到肌肉。

一旦肌肉在短時間內被用力拉扯，便會產生「伸張反射」的防禦反應，使收縮的力道加強。這種「伸張反射」在特別僵硬的肌肉上會格外劇烈，這代表**肌肉僵硬的部位，會因為用力拉扯而收縮得更嚴重**。

此外，僵硬的肌肉與柔軟的肌肉，舒緩的速度並不一致。

因此，即便進行一般的肌肉伸展操，僵硬的肌肉也會收縮得更厲害，與柔軟的肌肉產生嚴重差距。

我們常被叮嚀「伸展肌肉時，左右次數要相同」，但有些人只有右腳肌肉僵硬，若在這樣的情況下做左右相同次數的伸展操，那會發生什麼事呢？

肌肉僵硬的右腳，會因為伸展操而產生強烈的伸張反射，使肌肉變得更僵硬。另一方面，柔軟的左腳則不會引起伸張反應，因此伸展操不但不會讓肌肉變硬，還能使之放鬆。

於是做了伸展操後，右腳肌肉會變得更硬，左腳肌肉則更軟。

換言之，進行伸展操會讓左右腳的肌肉僵硬更不平衡，使原本就有身體歪斜的人，扭曲得更嚴重。

這樣一來，好不容易做了熱身運動，結果反而讓身體不平衡，就變得一點意義也沒有了。原本用來降低受傷機率的肌肉伸展操，反倒成了增加風險的因素，這點一定要特別注意。

做肌肉伸展操時，只要不強行用力拉扯，多花一點時間練習，仍然可以在不引起肌肉伸張反射的情況下順利伸展。那種感覺就像「瑜伽」一樣，一面慢慢調節呼吸，一面緩緩伸展身體的各個部位。

花時間緩慢伸展肌肉時，一開始肌肉仍會緊張並抵抗伸展，形成「伸張反射」。不過若繼續花時間伸展，不知不覺中，肌肉就會放棄抵抗，變得軟綿綿的，這樣就沒有問題了。

請務必試試看這樣的做法。

「骨盆歪斜會引起腰痛」其實是謊言！

「骨盆歪斜」是近年來眾所矚目的焦點。走一趟書店，會發現店裡擺了許多「治療骨盆歪斜」的書籍；看看街上，也有許多標榜「骨盆調整」、「骨盆體操」、「骨盆瘦身」的廣告或產品，強調治療骨盆就能瘦下來，讓身體變健康。

相信許多人都被說過「你骨盆有點歪，所以會腰痛」，找專業醫師照射X光後，又被告知「你的脊椎彎了，空隙也變窄」，彷彿所有問題都出在骨盆歪斜一般。於是，看診的人便容易產生「矯正骨盆能改善腰痛、成功減肥」的錯覺。

然而，嚴格來說，這個觀點並不正確。

除了因外傷導致的骨盆歪斜以外，**一般日常生活中的骨盆歪斜，例如**

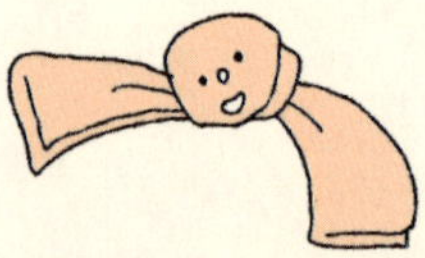

「腰好像有點痛」以及「感覺腰的左右位置不太一樣」，與疼痛其實並沒有直接關聯。

許多人以為骨盆歪斜會壓迫腰的神經，產生腰痛，其實這是莫大的誤解。

實際上，骨盆歪斜並不會嚴重到壓迫神經，形成腰痛。

那麼為什麼我們還是會腰痛呢？

其實那並非由「骨盆歪斜」所引起，而是因肌肉「僵硬」發炎所致。

來思考一下腰痛的原因吧。

肌肉僵硬時，長度會縮短。

接著會發生什麼事呢？肌肉僵硬，會導致雙腿收縮的程度產生落差，身體左右不平衡。

只要想想立正站好時的情況，一切就很清楚了。肌肉收縮、變短那側的骨盆，會被肌肉往上提，於是原本左右同高的骨盆會產生歪斜，使體重過度壓在某一側，加重腰的負擔。

當我們因「腰痛」前往醫院照X光時，照片中顯示的只有骨骼部分，因為肌肉無法透過X光呈現出來。

明明骨頭的位置是因為肌肉僵硬、收縮而失去平衡，X光卻只能照射出「歪斜的骨骼」，因此我們常誤以為「原因就在於骨頭歪斜」。

接著，當專業醫師對我們說「你腰痛的原因是因為骨盆歪斜」時，我們就會深信不疑地認為「原來是骨盆歪了啊」。

其實專業醫師應該都知道腰痛的原因在於肌肉硬化，卻只顧著說明骨盆歪斜的「現象」；當然，這個現象本身是正確的，但是用來說明「肌肉痠痛」的原因，未免太過簡略。

實際上，是肌肉僵硬引起骨骼歪斜，並同時引發「疼痛」。

這意味著**「歪斜」不會引起疼痛，而是肌肉僵硬導致「歪斜」與「疼痛」**。

當肌肉僵硬時，周圍的血管會受到壓迫，使循環惡化，這樣細胞所需要的營養就很難送達，老舊廢棄物也無法順暢排泄。

腰痛的真正原因

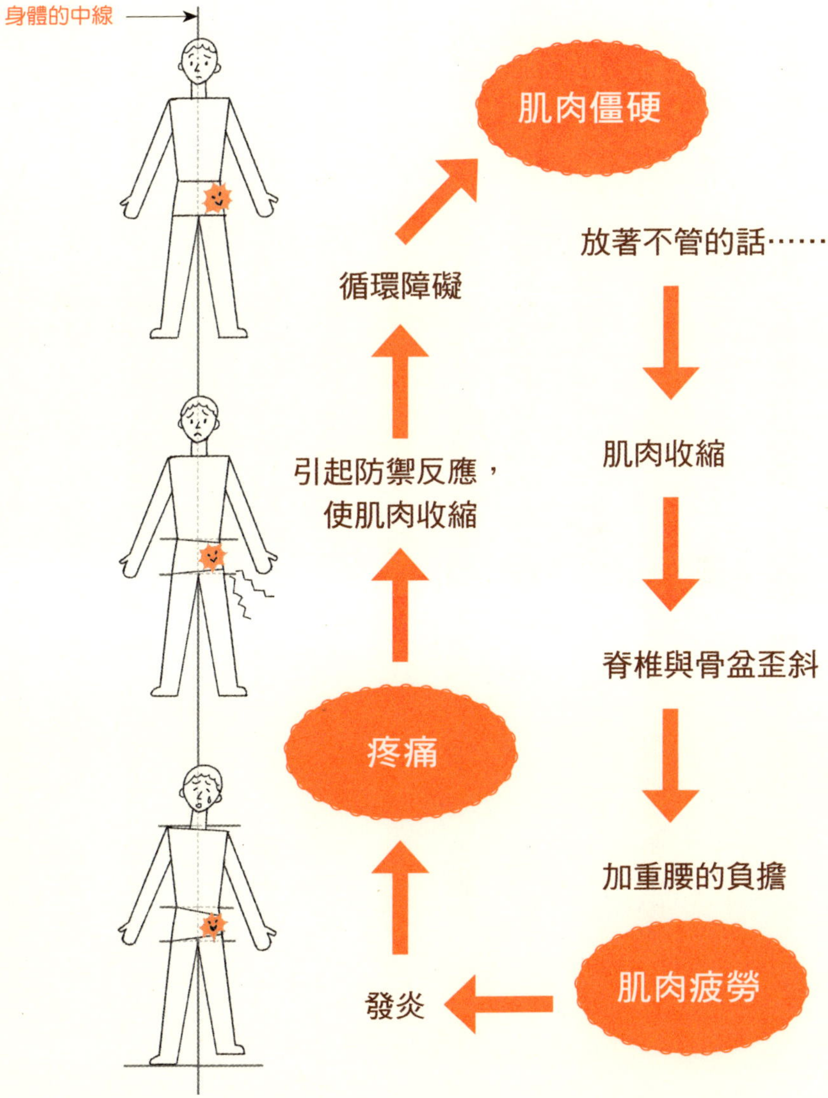
身體的中線
肌肉僵硬
放著不管的話……
肌肉收縮
脊椎與骨盆歪斜
加重腰的負擔
肌肉疲勞
發炎
疼痛
引起防禦反應，
使肌肉收縮
循環障礙

到了這個地步，細胞便會隨著時間逐漸衰弱，而衰弱的細胞則會擔心「再這樣下去不行！得做點什麼」而使得周遭發炎，讓神經興奮，以通知大腦。這就是人會感覺到「痠痛」的原因。

這種疼痛分為重度與輕微兩種。

當負責發出訊息的發炎反應症狀比較輕微時，便會以肌肉「僵硬」的形式呈現，我們只會感覺到「腰好像有點沉重」、「肩膀似乎有點僵硬」。此時的狀態是「雖然不太痛，但就是不舒服」。

當我們覺得「這沒什麼大不了」而忽略此一現象，並勉強自己持續工作、運動時，肌肉僵硬就會逐漸加劇，發炎愈發嚴重，變成「稍微動一下就痛」、「明明什麼都沒做也會痛」。

若以為「只是稍微硬了一點」，而放著肌肉僵硬不管，肌肉就會像這樣發炎、疼痛，同時僵硬、收縮，導致脊椎和骨盆扭曲歪斜。

不過這也意味著，許多疼痛都能藉由改善肌肉僵硬來治好。

先確認疼痛程度和原因，才能有效緩解！

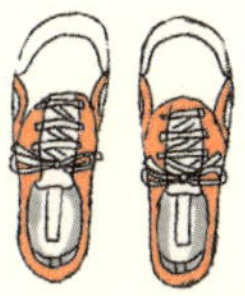

先前曾提到「感覺腰很沉重」、「肩膀有點僵硬」，若是這種程度的疼痛，可透過體操、肌肉伸展，以及長時間拉筋的瑜伽來改善。但若產生嚴重的疼痛症狀，例如會一陣陣地疼痛、一動就劇痛、完全不動也痛得受不了，就要在透過運動將僵硬的肌肉鬆開之前，先舒緩發炎症狀。

此時可以請專業醫師開立消炎處方、貼痠痛藥膏或冰敷來抑制發炎，接著再治療根本的原因——肌肉僵硬。

當然，整骨也有效果。我在前面的章節提過，矯正骨盆歪斜，的確可以改善疼痛，但多數時候骨盆歪斜都不是疼痛的根本原因，而是肌肉「僵硬」導致骨盆歪斜，引發疼痛。

不過，根據不同因素，有時骨盆歪斜的確會造成疼痛，例如因為交通事故或運動跌倒、碰撞，使骨盆受到衝擊而變形。此時因關節受損而發生的發炎症狀，就必須優先治療。當然，在這種情況下，將關節或骨盆歪斜矯正回正常的位置，就是當務之急了。

適當刺激骨盆，改善歪斜，調整骨骼的平衡，也能使骨盆周圍僵硬的肌肉放鬆，藉此舒緩痠痛。

揪出疼痛的原因，好好治療它吧。

第5章

實踐不痠痛的生活，讓自己煥然一新！

「毛巾結壓迫法」帶來的奇蹟，
不但解除了痠痛，
也讓生活產生了意想不到的改變。

在這個章節中，我想介紹幾個因為壓迫法而改善肌肉痠痛的實證經驗。

我想讓大家知道，肌肉不再僵硬後，不只患部的疼痛能消除，整個身體、心情，甚至是行動都會產生好的變化。

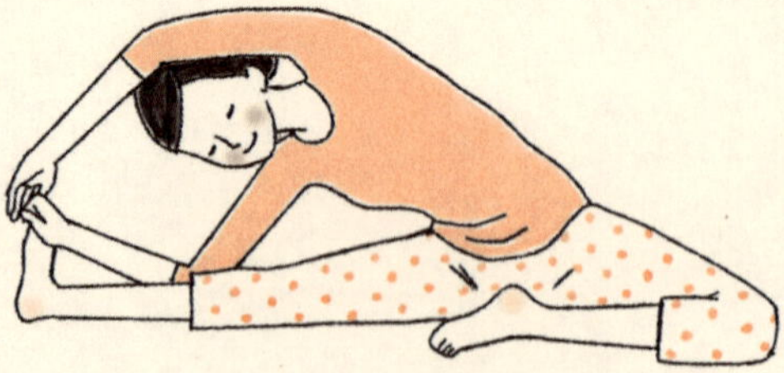

經驗談一

我竟然比三年前更年輕!?

五十多歲的女性

年輕時的我精力充沛，根本不知疲勞為何物。但從三年前左右開始，在我邁入五十歲之後，疲勞就會持續殘留到隔天。

不論我怎麼睡，隔天就算只洗一下碗，就覺得「好累……」，出門買菜回家時，也覺得全身乏力，使不上力氣。和朋友見面，也常被說「妳看起來很累」。

就在我想著「我不想讓體力再這樣衰退下去了，一定要想想辦法」時，我得知了中辻復健師的壓迫法。

一開始，我抱持著半信半疑的態度，心想：「只是把毛巾打個結，真的能讓身體好轉嗎？」但當我每天練習後，不知不覺間疲勞就消失了，不論是洗碗、打掃、買菜，跟之前相比，感覺一點也不累。而當我覺得「今天消耗了太多精力」時，只要睡一晚，隔天疲勞就會徹底消除；如果是以前，隔天可能會一整天什麼都不想做，然後抱頭大睡。

不只如此，前陣子**我看了三年前拍的駕照照片，真是嚇了一跳。當時的我看起來比現在還老，現在的我比三年前看起來還要年輕。**

想不到除了改善疲倦之外，毛巾結壓迫法還能讓我重返青春，真是出乎意料的驚喜。

以前我常把「反正我是歐巴桑」、「比不上年輕人」當作口頭禪，現在都改掉了，因為我的心境變成了「我是人生路上的老前輩，放馬過來吧！」每天這樣想，便覺得很快樂，孩子也對我說：「媽，妳最近變年輕了喔。」

我暗自希望今後能甩掉老化，成為大家口中「年齡不詳」的美魔女。

經驗談二

一直把「嘿咻！」當作口頭禪的我……

六十多歲的女性

至今為止，我已經為肩膀痠痛煩惱了好多年，不只肩膀抬不起來，整隻手臂也很沉重。我覺得這不是生病，沒必要去看醫生，但背上又覺得好像有什麼壓著，很沉重，然後漸漸養成像猿人一樣彎腰駝背走路的習慣。

結果，活動身體變成了一件苦差事，每次要做些事情時，都會不知不覺發出「嘿咻！」「哎唷！」的語助詞，而且我本人完全沒有發現，倒是我女兒注意到好幾次，才對我說：「媽，妳這樣喊好老，很丟臉耶，把它改掉啦。」

就在那時候，我得知了毛巾結壓迫法。老實說，我很不擅長運動，用壓迫法可以少動，而且很多動作只要躺著做就行了，於是我便開始**每天在**

睡前練習。大約過了十天之後，我發現手臂突然能輕鬆抬起來了，「肩膀好像變輕了？」背部的沉重感也消失了，變得很輕盈。

之後，我就很期待每天睡前的運動。「明天要改善哪個部位呢？」「持續做下去，身體應該會愈來愈舒服吧。」我一邊想，一邊用毛巾按壓在意的部位，不知不覺中，時間就過去了。

連女兒也對我說：「媽，妳最近動作變靈活了唷，不太說『嘿咻！』了耶。」加上可能是身體的僵硬消除了，和以前相比，動作變得輕盈許多，究竟我以前到底累積了多少僵硬、痠痛呢？

想不到用這麼簡單的方法就能消除痠痛，早知道就早點學會毛巾結壓迫法了。

經驗談三

解除痠痛後，我又找到了新的樂趣！

四十多歲的女性

我從學生時代就一直為肩膀痠痛和腰痛所苦，去整骨也只有當天比較舒服，過兩三天就又恢復原狀……這種毫無改善的情況，就這麼一直持續下去。

直到我讓中辻復健師看診，學了毛巾結壓迫法，在家持續練習之後，不知不覺間，肩膀僵硬與腰痛竟然一點一滴地消除，再也不必為此煩惱。

還有另外一件讓我喜出望外的事，之前我都以為自己的肩膀天生容易高聳，原來那也是「僵硬」惹的禍。僵硬的肩膀變軟後，聳起的肩膀就自然地往下滑了。除此之外，腰痛也是因為腰的「僵硬」所引起的，因為腰變輕盈了，所以腹部周圍小了一圈，有了一些曲線。

而且，我穿衣服也更合身了。之前我能穿得下的衣服非常少，老實說，挑衣服時都很痛苦，與其說是「找想穿的衣服」，不如說是「找穿得下的衣服」。但我發現最近我開始享受購物了，我從來沒想過挑選適合自己的洋裝，是這麼快樂的事情。

僵硬消除後，體型改變了，還找到了「買衣服」的新樂趣，真的讓我很開心。

之前我還在路上被男人搭訕，就是俗稱的「豔遇」啦。這是我第一次被人搭訕，實在有點害羞，不過這也代表我被認同具有女性魅力，忍不住有點開心（不，應該是很開心）。這應該也是消除痠痛後的「獎勵」之一吧。

經驗談四

身體變輕盈，從懶得出門搖身一變為行動派！

五十多歲的男性

我患有長年的膝蓋痠痛，幾乎已經放棄治療了，只能說服自己：「這是老毛病，要與它和平相處。」可是只要一長時間走路，膝蓋就會疼痛不已，別說激烈運動了，連出門都很懶惰，只好盡量不外出。由於我不出門，總是關在家裡，當然缺乏運動，體重直線上升，膝蓋也愈來愈痛，變得愈來愈不想動……形成惡性循環。家人也很擔心我，對我說：「再這樣下去你真的會生病喔！」就在那時妻子告訴我，「有個運動你可以持續進行」，那就是毛巾結壓迫法。

說到運動，難免聯想到辛苦、流汗、難受……，但這個壓迫法只要用打了硬結的毛巾按壓患部的穴道，持續幾秒就可以了。於是我便抱著輕鬆的心情開始練習，因為「這件事我也做得來」。

一開始效果並不明顯，但經過七天左右，我發現爬家裡樓梯到二樓，不再是一件苦差事。以前我看完電視後，對於要爬樓梯回二樓的寢室，心裡都會很掙扎，覺得「唉，乾脆睡在起居室好了」，後來我竟然自動爬起樓梯，連我自己都嚇了一跳，這才發覺原來**不知不覺間，膝蓋痠痛已經消失得無影無蹤了。**

從此之後，我「想出門」的心情愈來愈強烈，每天一辦完事情，就會挑個地方去走走。可能是因為走路吧，我的體重下降了、身體也變輕盈了，自從開始實行毛巾結壓迫法，一切都開始好轉。

最近，我甚至想「去旅行」！我拿回旅行社的宣傳單，查資料準備出遊，我打算先從國內旅行開始。之前我哪兒都懶得去，如今想來，就像根本沒發生過一樣。

沒想到舒緩僵硬、痠痛之後，能讓心情變得這麼愉快，今後我也要把之前的份補回來，挑戰國外旅行。

僵硬消除後……

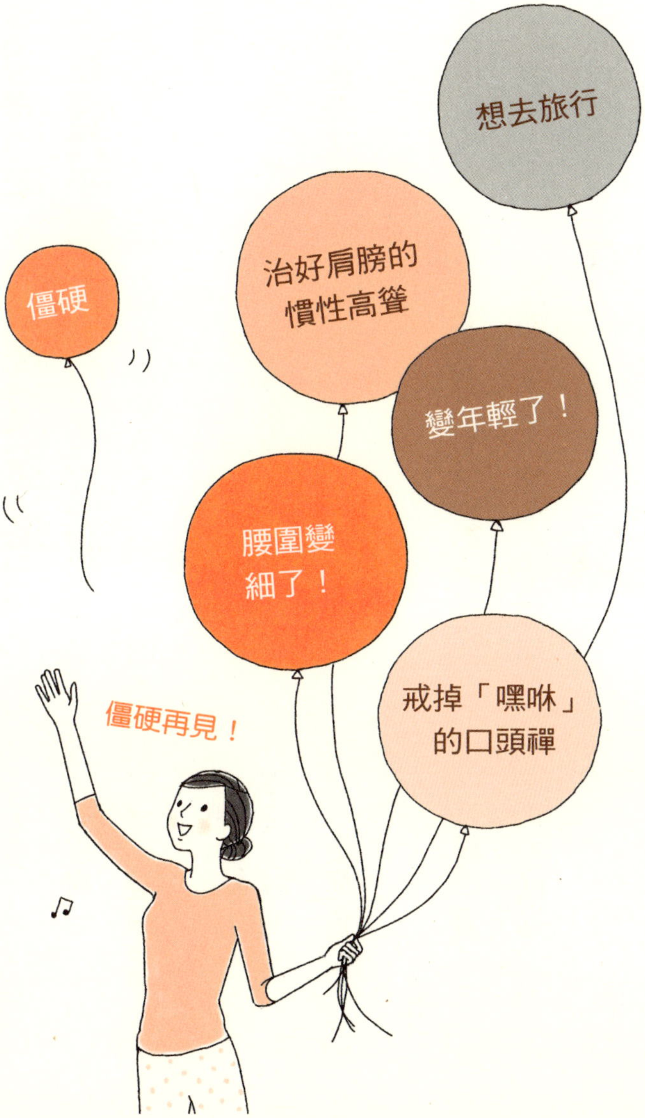
僵硬
治好肩膀的
慣性高聳
想去旅行
變年輕了！
腰圍變
細了！
戒掉「嘿咻」
的口頭禪
僵硬再見！

〈後記〉

感受身體↓外表↓動作的驚喜改變
預防肌肉僵硬、常保細胞活力，你一定會變年輕！

謝謝各位閱讀完本書。

舒緩僵硬的肌肉後，首先「身體」會改變，接著是「外表」改變，最後是「動作」改變。同時，疼痛消失了，細胞會充滿活力、恢復年輕。細胞變年輕，則意味著你要重拾青春了。

人是動物，亦即「會動的生物」，代表人本來就要活動，才能生存。當肌肉「僵硬」，持續收縮、凝固而無法舒緩時，身體便無法動彈。

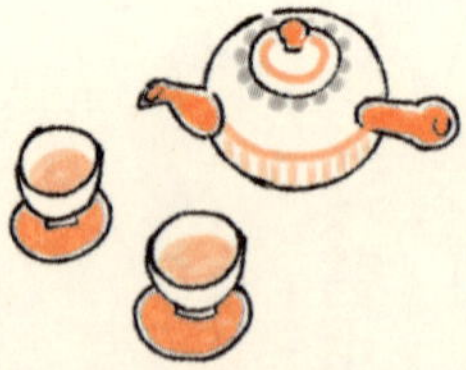

無法動彈，卻又置之不管，就一定會被當成不需要的東西消滅，我們稱之為「萎縮」。這和動物死後回歸塵土、肉身毀滅是同樣的原理。這種肌肉「老化」的過程，同時意味著若放任僵硬的肌肉不管，人也將持續衰老。

我主張舒緩肌肉僵硬，能讓細胞恢復活力與健康。預防肌肉僵硬，能延遲老化過程，將老化的惡性循環從中截斷。

這本書中所介紹的方法，不論任何人都能實行，雖然持續進行後效果何時顯現因人而異，但我相信每個人都能感覺到它真的頗具威力。

能不能見到效果，之間的差異只在於有無付諸實行。

實際上，來我這裡看診的，有很多都已經在嘗試毛巾結壓迫法了，也體驗到實際的成效。他們消除了僵硬、痠痛之後，不只身體舒暢了，甚至還變年輕了，在行動與生活模式上，都有了極佳的轉變。除此之外，由於僵硬的肌肉舒緩了，「身體」改變、「外表」改變，「動作」跟著改變，「人生」也朝著好的方向邁進了。

最後還有一個方法，能讓這本書效果加倍。

那就是練習時，打從心底相信自己「一定會變年輕」！

你一定可以變年輕，要對自己有信心。

只要每天練習一點，痠痛、僵硬就會慢慢、慢慢地消失，雖然一開始只有一點點，就像冰融化那樣。

不過，那種變化最後一定會變成肉眼可見的成果。

一開始小小的一步，一定會成長為大大的一步。

「僵硬、痠痛」絕對可以消除，未來也會有你從未想過的甜美果實等著你去採收。

相信那一天終會到來，快快從今天開始吧！

我會發自內心地幫你加油，期待看見你美麗的蛻變。

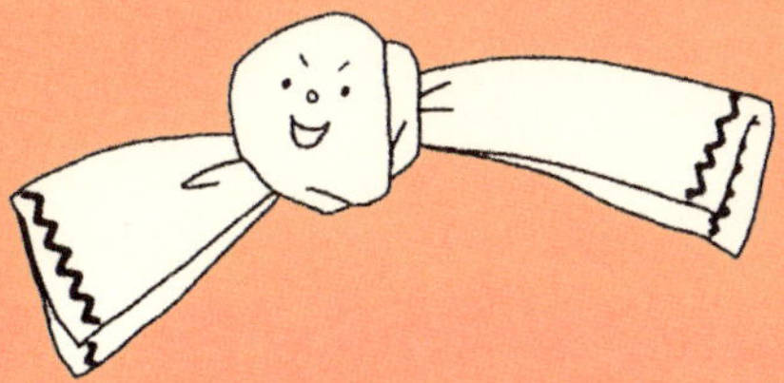

醫藥新知 011

毛巾結速解痠痛

壓在痛點5~10秒就ok！舒緩糾結深層肌！

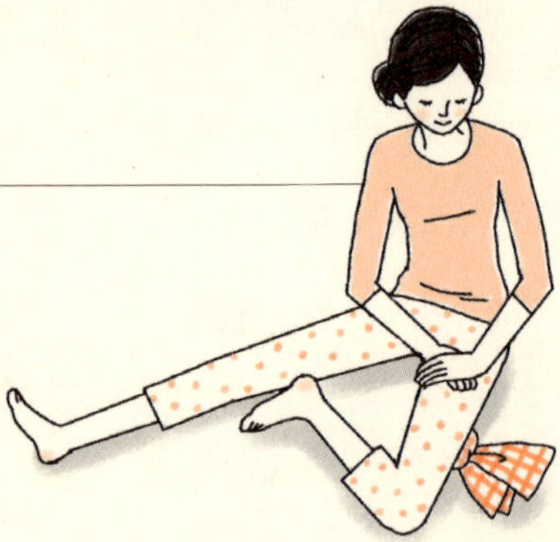

作　　者	中辻正
譯　　者	蘇暐婷
封面設計	比比司設計工作室
內文排版	比比司設計工作室
文字編輯	李月晏
副總編輯	郭玢玢
總 編 輯	林淑雯
社　　長	郭重興
發行人兼出版總監	曾大福
出 版 者	方舟文化出版
發　　行	遠足文化事業股份有限公司 231 新北市新店區民權路108-1號4樓 電話：（02）2218-1417　傳真：（02）2218-8057 劃撥帳號：19504465　戶名：遠足文化事業股份有限公司
客服專線	0800-221-029
E-MAIL	service@bookrep.com.tw
網　　站	www.bookrep.com.tw
印　　製	成陽印刷股份有限公司　電話：（02）2265-1491
法律顧問	華洋法律事務所 蘇文生律師
定　　價	260元
初版一刷	2015年2月

缺頁或裝訂錯誤請寄回本社更換。

歡迎團體訂購，另有優惠，請洽業務部（02）22181417#1121、1124

國家圖書館出版品預行編目（CIP）資料

毛巾結速解痠痛：壓在痛點5-10秒就OK！舒緩糾結深層肌！/
中辻正著；蘇暐婷譯. -- 初版. -- 新北市：方舟文化出版：遠足文
化發行, 2015.02
面；　公分. --（醫藥新知；11）
ISBN 978-986-91497-0-9（平裝）
1.健康法
411.1　　　　103028029